디지털 치료제

따뜻한
첨단 치료제가 온다

디지털 치료제

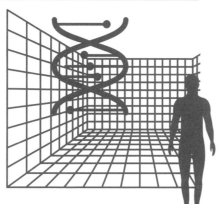

사람을 치료하는 디지털,
치유의 미래를 열다

김선현 지음

포르*케

한국 사회에서 '행복'은 점점 더 중요한 키워드가 되어 가고 있다. 국민 소득이 늘어 이전 세대보다 훨씬 발전했고, 세계적으로도 선진국 반열에 오를 만큼 잘사는 나라가 되면서 생존 자체보다는 삶의 질, 정서적인 풍요로움에 대한 관심이 높아지고 있는 것이다. 그런데 잘 알려져 있듯 우리나라 사람들의 행복 지수는 그다지 높지 않다. 왜 우리는 전보다 충분히 더 행복하지 않은 것일까?

1938년 하버드대 성인발달연구팀이 '인간의 행복'에 관해 연구했던 중요한 자료가 하나 있다. 이 연구는 미국인 724명의 삶을 75년간 추적하면서 그들의 일, 가정생활, 건강에 대해 파악했다. 그리고 연구 책임자였던 하버드대학 로버트 월딩거Robert Waldinger 교수는 이 연구를 통해 인간의 행복은 '관계'에 달려 있다는 것을 알아냈다.

관계의 양보다는 질이 더 중요했고 그 깊이가 깊으면 깊을수록 인간은 더 오래 살았고 행복했다.

그런데 한국인의 삶과 질은 경제력이나 수명에 비해 낮은 편에 속한다. 신뢰, 연결망, 규범으로 구성되는 사회 자본이 약하기 때문이다. 의지할 수 있는 친구나 친척이 적고, 기부나 자선 같은 관대함이 부족하며, 부정부패가 적지 않다고 인식하는 등 이러한 요인들이 행복 지수를 크게 낮춘다. 결국 우리 사회의 개개인은 행복의 가장 중요한 요소인 '관계'에 취약한 사회에 살고 있다. 관계가 건강하고 튼튼하지 않으면 사람은 정서적으로 더 불안하고 위태로워진다.

그러나 희망적인 것은 우리 사회가 인터넷을 기반으로 '초연결'을 이루고 있다는 점이다. 관계에서 소외되며 고립된 사람을 다시 수면 위로 불러내고, 소통하고, 치유에 이르게 할 수 있는 장치가 이미 준비되어 있는 셈이다. 그러니 이제 마음을 치유하는 일의 문턱을 낮추고 일상에서 가까이 접근할 수 있는 작업이 이루어져야 한다. 누구나 쉽게 디지털을 기반으로 마음을 들여다보고, 스스로 치유에 참여하며, 필요하다면 언제든지 전문가의 도움을 받을 수 있어야 한다. 이게 우리 사회가 누려야만 하는 진정한 복지다. 우리가 사회적 관계를 회복하고 서로 연결되었을 때, 삶의 질은 높아지고 우리는 근본적으로 더 행복해질 수 있다.

오랜 팬데믹 상황으로 마켓 5.0시대, 즉 완전히 디지털화된 세상의 도래를 이루었으나 우리는 그만큼 휴머니티에 호소하는 디지털을 꿈꾸고 있다. 세상은 이미 후기물질주의, 즉 정신 세계의 문을 열었고, 의식 있는 소비자들이 기업을 바꾸고, 깨어 있는 자본이 시장을 움직이며 인류는 단 한 번도 경험해 보지 못한 '정보의 불평등' 시대를 살고 있다. 앞으로는 감정 없이 기계적으로 움직이는 디지털이 아니라 인간을 위한 디지털 기술이 더욱 발전하고, 소외되는 곳 없이 누구나 그 혜택을 누릴 수 있어야 한다.

우리나라에서 디지털 치료제는 이제 막 시작 단계에 접어들었다. 아직은 디지털 치료제라는 용어조차도 낯선 분들이 많을 것이다. 디지털 치료제는 궁극적으로 스스로도 완전히 통제하기 어려운 우리의 마음을 보듬어 주고, 위로해 주며, 건강한 방향으로 이끌어 줄 수 있는 도우미다. 스마트폰에서 내게 필요한 정보를 입력하고 기록할 수 있는 앱처럼, 나만을 위한 맞춤형 개인 의료기기라고 봐도 무방하다. 디지털 헬스의 시대가 준비되어 있으니 우리는 그곳에 손을 뻗고 내 삶에서 필요한 부분에 가져와 사용하면 된다. 이렇듯 마음을 치유하는 일, 인간의 가장 아날로그적인 분야에 최첨단의 AI 기술이 인간의 헬스케어를 위해 헌신하도록 설계하는 일, 그것이 내가 의료인으로서 꿈꾸는 의료 현장이고 마음을 어루만지는 치료자로서의 사명이며 기쁨이다.

목차

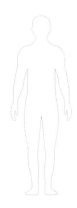

3장. 디지털 치료제, 사각지대를 비추다

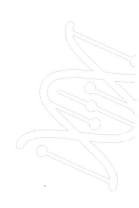

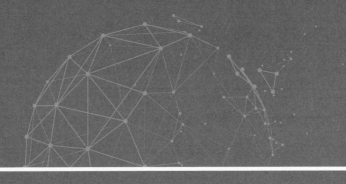

1장.
3세대 신약의 등장

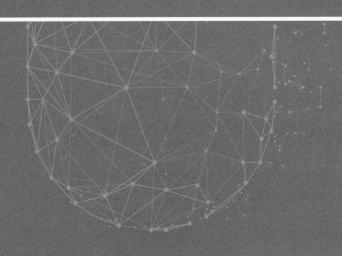

1.
디지털이
우리 삶에 들어왔다

삶의 필수 요소가 된 디지털

요즘 등산에 재미를 붙이기 시작한 남편은 주말마다 몇 시간씩 산에 오르고 있다. 예전 같으면 정상에 올라 탁 트이게 펼쳐진 풍광 앞에서 기념 사진을 찍고 내려오는 게 루틴일 텐데, 지금은 산에 올라갔다가 내려오면서 꼭 들여다보는 것이 생겼다. 스마트워치가 마치 보고서처럼 착착 정리해 보여 주는 동선, 소요 시간, 맥박 같은 것을 확인하는 것이다. 지난번과 비교해서 몇 킬로미터를 더 걸었는지, 어느 구간에서 맥박이 빨라졌는지, 총 칼로리 소모량은 어느 정도인지, 시계를 차고 있는 것만으로도 꼼꼼히 알 수 있으니 참 신통하고도 편리한 세상이다. '손목 위의 주치의'라고도 불리는 스마트워치는 평소에도 혈압이나 심전도, 혈중산소포화도 등 건강을 체크할 수 있는 다양한 헬스케어 기능을 제공하고, 또 계속해서 강화해 나가고 있다.

사실 내 아이가 나에게도 건강을 위해서 스마트워치를 차라며 성화인데, 얇은 금속 시계를 좋아하는 나로서는 투박해 보이는 스마트워치에 선뜻 손이 가지 않는다. 고백하건대 나는 여전히 아날로그적인 취향을 가지고 있는 사람이다. 전자책보다 종이책의 질감을 좋아하고, 동네 마트에 가서 직접 식재료를 고르고, 특히나 옷이나 신발 등은 인터넷 쇼핑보다는 꼭 내 몸에 걸쳐 보고 신어 봐야 한다.

하지만 급속한 '디지털 전환digital transformation'을 맞이하고 있는 시대에, 내 취향이나 결정과는 상관없이 이미 디지털이 삶에 깊숙이 들어와 있는 것이 사실이다. 이제 스마트폰이 없었던 시절에는 어떻게 실시간으로 다양한 업무를 처리했는지, 심지어 생전 모르는 동네에 갔을 때 어떻게 길을 찾고 버스 노선을 알아냈는지도 기억이 나지 않을 지경이다. 더구나 전 세계적으로 맞닥뜨린 코로나19는 디지털 전환을 더욱 가속화했다. 학교에서는 온라인 수업을 진행하고 회사에서는 비대면 회의가 일상화되고 있다.

다만 오랫동안 아날로그에 익숙하게 살아온 세대로서는 생활 전반을 파고드는 디지털화에 금방 적응하는 게 쉽지만은 않다. 나는 오랫동안 유선 이어폰을 사용했는데, 어느 날 아이가 무선 이어폰이 정말 편리하다며 써 보라고 선물을 해 줬다. 써 보니까 줄이 꼬일 일도 없고, 연결도 간편하고, 생각보다 너무 편리해서 놀랐다. 그런데 그걸 주기적으로 충전도 해 줘야 하고, 가끔 실수로 건드리다가 귀에서 빠지면 잃어버릴까 봐 심장이 덜컥하고, 또 오래 끼니까 귀도 좀 아픈 것 같다. 결국 다시 익숙한 무선 이어폰으로 돌아오고 말았다.

물론 아날로그와 디지털에 각각 장단점이 있는 만큼 꼭 어느 쪽에 속하는 게 좋다고 이분화해서 생각할 필요는 없다. 개인적으로 〈화양연화〉라는 영화를 좋아해서 여러 번 봤는데, 집 소파에 앉아서 편리하게 OTT 서비스로 보는 것도 좋지만 극장에서 재상영할 때가 있으면 일부러 또 극장에 간다. 언제 어디에서나 스마트폰으로 좋아하는 영화를 볼 수 있다는 편의성만큼이나 극장의 화면이 주는 압도감과 공간의 감각을 느끼는 것은 또 다른 즐거움이기 때문이다. 집에서 배달 음식을 시켜 먹으면 너무 간편하지만 일부러 레스토랑에 가는 건 그 공간에 묻어 있는 추억을 되짚거나 혹은 새로운 추억을 만들기 위해서일 것이다. 인터넷으로 모나리자를 봐도 되지만 비행기를 타고 프랑스 루브르 박물관까지 가는 수고를 거쳐 직접 눈앞에서 그림을 보는 것은 분명히 다른 경험이다.

즉 인간이 오랫동안 느껴 왔던 본연의 정서, 우리가 형성해 온 문화, 그러한 고유성을 여전히 지니고 있으면서도 동시에 새로운 변화와 편리함을 적절히 활용할 수 있다면 삶은 조금 더 윤택해질 것이다. 아직은 디지털이 낯설고 어색한 세대라 하더라도 앞으로는 디지털을 마냥 '잘 모르는 것'으로만 간주할 수는 없다.

사실 십수 년 전까지만 해도 부모님이 아이들에게 '게임 그만해라', '휴대폰 오래 들여다보지 마라' 하고 잔소리하는 게 일상이었다. TV를 '바보 상자'라고 했듯 디지털을 일종의 유해 환경처럼 여겼다. 하지만 이미 인터넷이 일상화된 후 태어난 일명 디지털 네이티브 세대에게 디지털 기기는 말 그대로 먹고 마시는 것과 마찬가지로 자연스럽게 활용하는 것이고, 삶과 일상 전반에 함께하고 있다고 해도 과언이 아니다. 특정 영역에 한정되지 않고 밥 먹는 것부터 수업을 듣고 업무를 보는 것까지 디지털 활용을 생활화하는 데 익숙해져 있다.

이제 우리에게 성큼 다가온 디지털 시대를 긍정적이거나 부정적인 측면으로 나누기보다, 앞으로 이런 변화를 어떻게 소화하고 또 활용할 수 있을지가 더욱 중요해지고 있다고 본다. 이미 온라인 쇼핑부터 은행 업무, 학습, 일, 여행 등 우리 삶의 전반에 많은 것들이 디지털화되고 있다. 디지털이 삶에 필수적인 요소로 자리 잡은 만큼, 이제는 얼마나 좋은 소프트웨어와 정보들을 담느냐가 앞으로의 숙제인 셈이다.

디지털 격차를 해소하는 디지털 치료제

요즘 명절에 시골로 내려가는 기차를 타면 청년들은 대부분 좌석에 앉아 있는데 나이가 많은 어르신들은 입석으로 가는 오묘한 장면이 펼쳐지고 있다고 한다. 청년들은 미리 스마트폰 앱을 이용해서 좌석을 예약하는데 그걸 쓸 줄 모르는 어르신들은 현장에서 남은 표를 구매하거나 서서 이동할 수밖에 없는 것이다.

요즘 흔히 언급하는 MZ세대란 밀레니얼 세대의 M과 1990년대부터 2000년대 초반에 태어난 Z세대를 붙여 총칭하는 말이다. 특히 Z세대가 바로 최초의 디지털 네이티브라고 볼 수 있다. 이미 태어났을 때부터 디지털 환경에서 성장했기 때문에 인터넷이 없는 경험을 해 본 적이 없고, 이러한 디지털 기술을 자연스럽게 활용하는 세대다.

반면 내가 속해 있는 일명 X세대는 디지털 전환 시점과 가장 애매하게 걸쳐 있는 세대라고 볼 수 있다. 인터넷이 이제 막 보급되던 시기를 살았기 때문에 인터넷이 없는 시대와 있는 시대를 모두 경험했고, 그 변화를 받아들이는 데에 가장 많이 갈등하고 고민할 수밖에 없는 위치였기 때문이다. 익숙해지면 분명히 편리한 점도 있지만 기술을 빠르게 습득하지 않으면 낯설고 당황스러운 순간이 생기기도 한다. 실제로 우리 생활에 밀접한 서비스들이 대부분 디지털로 바뀌다 보니, 디지털을 활용할 수 있는 사람들은 그 편리함을 누리지만 반면 디지털에 익숙하지 않은 사람들은 오히려 편의성을

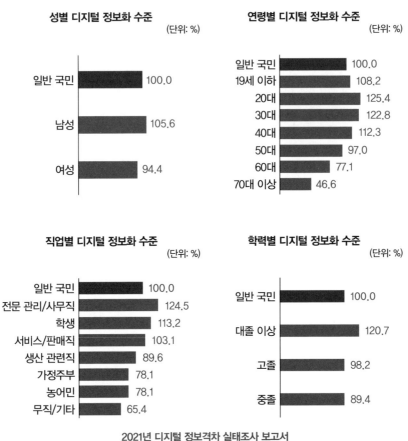

성별 디지털 정보화 수준

(단위: %)

일반 국민	100.0
남성	105.6
여성	94.4

연령별 디지털 정보화 수준

(단위: %)

일반 국민	100.0
19세 이하	108.2
20대	125.4
30대	122.8
40대	112.3
50대	97.0
60대	77.1
70대 이상	46.6

직업별 디지털 정보화 수준

(단위: %)

일반 국민	100.0
전문 관리/사무직	124.5
학생	113.2
서비스/판매직	103.1
생산 관련직	89.6
가정주부	78.1
농어민	78.1
무직/기타	65.4

학력별 디지털 정보화 수준

(단위: %)

일반 국민	100.0
대졸 이상	120.7
고졸	98.2
중졸	89.4

2021년 디지털 정보격차 실태조사 보고서
출처 : 한국지능정보사회진흥원

박탈당하게 되는 '디지털 격차'가 커지고 있다.

사회적으로 부유하고 정보 접근성이 높은 사람들은 훨씬 빠르게 트렌드를 읽고 첨단 기기를 사용하거나 그 혜택을 누릴 수 있게 되지만, 빈익빈 부익부로 디지털 소외 계층에 대한 양극화가 더욱 심해지는 문제도 생긴다. 실제로 변화하는 기술을 받아들이거나 첨단 제품을 살 때 큰 스트레스를 겪는다고 호소하는 소비자들도 적지 않다. 그렇다 보니 이러한 디지털 양극화의 해소 방안에 대한 사회적인 고민들도 이루어지고 있다.

그러나 이를 해결하기 위해 아날로그를 확대하는 것으로는 디지털화를 결코 막을 수 없다. 지금은 반대로 디지털을 어떻게 우리 삶에 잘 받아들일 것인지를 고민해야 하는 시점이다. 고도의 디지털화가 오히려 디지털 격차를 해소하는 방안이 될 수도 있다. 일단은 고령자들에 대한 지속적인 교육이 이루어지는 것도 해결책이 될 수 있을 것이고, 무엇보다 기술 자체가 고도화되면서 동시에 사용하기 쉬워져야 한다. 누구나 직관적으로 쉽게 적용할 수 있는 기술이라면 기술을 사용하는 데 있어 진입 장벽이 낮아질 뿐만 아니라 기존에 존재하던 어려움을 해소하는 방법이 될 수도 있을 것이다. 예를 들어 냉장고 안에 무엇이 들어 있는지 목소리로 안내받을 수 있다면 시각 장애인도 필요한 정보를 얻을 수 있게 된다. 디지털은 그것을 사용할 수 있는 사람에게만 유용한 것이 아니라 이제 사회 전반에서 손쉽게 접근할 수 있도록 만들어야 한다.

코로나19로 인한 사회적 거리두기는 우리 사회의 디지털화에 더욱 박차를 가했다. 사람들은 집에서 앱으로 배달 음식을 시켜 먹고, 줌으로 화상 회의를 하고, 또 아이들은 온라인으로 수업을 듣는 등 디지털을 바탕으로 한 라이프 스타일에 익숙해질 수밖에 없다. 야외 활동을 자주 할 수 없다 보니 집에서 하는 홈 트레이닝이 인기를 끌면서, 온라인상으로 트레이너를 만나고 메시지로 코칭을 받기도 한다. 앞으로는 키오스크가 있는 패스트푸드 가게나 모바일로 업무 처리를 하는 은행뿐 아니라 필수적인 생활이나 건강과 직결된 분야들 역시 디지털을 활용하게 될 것이다. 그러한 변화 속에서 디지털을 어떻게 더 적절히 효율적으로 활용할 수 있을지 새로운 고민과 발전이 이어지고 있다.

부유할수록 첨단 기기나 더 좋은 제품을 사용하는데, 과연 이러한 경험을 모든 사람이 누릴 수 있기까지 얼마나 시간이 걸릴까? 나 역시 오랫동안 미술과 심리 치료를 담당해 온 사람으로서 기계적이지 않고 인간을 위해 쓰이는 진심 어린 기술을 어떻게 만들고 활용할 수 있을지 고민해 왔다. 의료 분야에서 이러한 디지털 격차나 양극화를 해소해 줄 수 있는 하나의 방안으로 기대되는 것이 바로 '디지털 치료제'다. 디지털 치료제는 알약 등 저분자 화합물을 뜻하는 1세대 치료제, 항체와 단백질 등 생물 제제를 뜻하는 2세대 치료제에 이어 새로운 3세대 치료제로 등장했다.

디지털 치료제라는 개념이 아직 생소하다 보니 '먹는 디지털이라는 뜻인가?' 하고 의아해하는 사람들이 많은데, 디지털 치료제는 쉽게 말해 '머리로 먹는 약'이라고 할 수 있다. 디지털 치료제에도 종류가 다양하지만 현재 가장 흔하게 연구되고 보급되는 유형을 쉽게 설명하면, 스마트워치처럼 곁에서 헬스케어를 도와주는

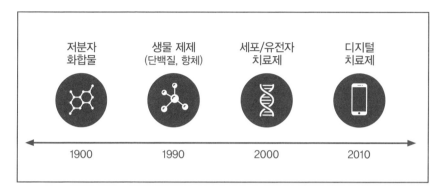

저분자 화합물	생물 제제 (단백질, 항체)	세포/유전자 치료제	디지털 치료제
1900	1990	2000	2010

약의 진화

일종의 개인 주치의와 비슷하다. 보통 어디가 불편해서 병원에 내원해 처방을 받으면 몇 주, 몇 달 뒤에 다시 병원에 와서 상태를 체크하기까지 본인이 해야 하는 일종의 숙제가 있다. 건강한 식사를 챙겨 먹고, 약을 제때 먹고, 또 적당한 운동을 하는 등 치료를 위해 필요한 생활 습관을 유지해야 한다. 심리학적으로는 이를 내가 인식하고 행동하여 변화가 생기는 인지행동치료라고 한다. 디지털 치료제는 의사의 처방에 따라 이와 같은 복약 치료나 행동 치료 등을 도와줄 수 있고, 물론 그 자체가 독립적으로 치료의 기능을 하기도 한다.

디지털 치료제는 구체적으로 앱이나 VR, 게임 등의 소프트웨어를 뜻하는데, 이를 통해 건강뿐 아니라 심리적으로 어려움을 겪는 사람들에게도 도움을 줄 수 있다. 특별히 어떤 질병으로 구분되는 문제를 겪고 있는 사람이 아니더라도 일상적인 스트레스나 불안, 우울감을 느낄 때 이를 완화시켜 줄 수 있는 하나의 방법이 될 수 있는 것이다.

즉 디지털 헬스는 스마트폰만 가지고 있으면 누구나 그 혜택을 볼 수 있다. 우리나라에 스마트폰을 사용하는 사람의 비중이 95%에 이른다고 한다. 디지털 치료제는 기본적으로 스마트폰을 기반으로 하고 있는데, 스마트폰은 누구나 사용하고 또 언제나 소지하고 있는 기기다. 그만큼 누구나 손쉽게 디지털 치료제를 접할 수 있다는 뜻이기도 하다. 보통 특정한 기술이나 환경을 누리기 위해 그 장소에 직접 가서 치료를 받아야 하는데, 디지털 헬스는 지역적 차별도 없고 금액도 저렴하기 때문에 누구나 쉽게 접할 수 있어 소외 계층도 더 쉽게 혜택을 누릴 수 있다. 앞으로 디지털 치료제는 양극화나 소외 계층의 디지털 격차를 해소하는 하나의 방안이 될 수 있을 것으로 기대된다.

4차 산업 혁명 시대의 개인 주치의
| 코로나 자가 진단 앱 |

산업 혁명은 매 시기마다 전 세계적으로 커다란 변화를 이끌었다. 1차 산업 혁명은 증기기관을 기반으로 한 기계화를 만들어 냈고, 2차 산업 혁명은 전기 에너지의 발달로 대량 생산을 가능하게 만들었다. 3차 산업 혁명은 정보통신기술 혁명으로 컴퓨터와 인터넷, 반도체가 핵심 산업이 되며 지식 정보 분야의 생활 편의가 크게 향상됐다. 그리고 최근 주목하고 있는 4차 산업 혁명 역시 인공지능이나 빅데이터, 정보통신기술ICT 등의 발달로 인해 커다란 변화가 다가올 것이라는 예측이 커지고 있다. 실제로 최첨단 스마트 디바이스들이 활용되고 또 연결되면서 공간 제약이 줄어들고, 정보 습득이 쉬워지며, 관련 일자리도 늘어나고 있다.

하지만 한편으로는 AI가 인간의 자리를 대체하고 모든 게 자동화되면서 인간의 입지가 줄어드는 것이 아니냐는 우려도 있다. 궁극적으로는 모든 영역에서 로봇들이 인간을 지배할 것이라는 불안감이 소설이나 영화 소재로 심심치 않게 등장하기도 한다.

산업 혁명이 이뤄질 때마다 우리 삶의 기반이 아예 바뀌면서 새로운 장이 열렸던 것처럼 큰 변화일수록 신중하게 다뤄야 하는 것은 맞지만, 새로운 기술들이 우리 삶에 많은 편의를 가져다 주고 있는 것도 사실이다. 특히 의료 분야에서도 새롭고 다양한 시도가 이루어지고 있다. 코로나19는 이미 우리에게 비대면 원격 진료의 경험을 제공했다.

코로나19가 전 세계에 퍼지면서 병원이 포화 상태가 되었고, 사람들은 아플 때 즉시 병원에 가지 못하고 집에서 수시로 자가 진단을 해야 하는 상황에 놓였다. 체온계로 직접 열도 재 보고, 기침이 나면 자가 키트 검사도 해 보고, 질병관리청에서는 입국자를 대상으로 자가 진단 앱을 출시하여 입국 후 증상을 남기도록 하기도 했다. 또 스스로 문진표에 자가 진단을 해 본 뒤 증상의 종류나 정도에 따른 대응 매뉴얼을 알려 주는 앱도 등장했다. 이러한 앱들을 디지털 치료제로 분류하지는 않지만, 디지털을 통해 인간을 돕고 치유한다는 맥락은 비슷하다고 할 수 있다.

우울증을 치료하는 디지털 치료제를 개발하고 있는 미국의 '해피파이헬스Happifyhealth'의 대표 크리스 와즈덴Chris Wasden은 "환자들은 의사의 통제 바깥에서도 스스로 병을 개선하기 위해 행동해야 하는데, 이것이 바로 디지털 치료제다"라고 말하며 이미 책, 음악, 심지어 화폐까지 모든 게 디지털로 전환되고 있기 때문에 의료도 결국 디지털 전환이 일어나게 될 것이라고 단언하기도 했다.

이렇듯 디지털 치료제는 아플 때 즉시 병원에 가지 못하더라도 누구나 스마트폰으로 쉽게 접근할 수 있는 의료 서비스이기 때문에, 조금 더 손쉽게 건강을 돌볼 수 있는 방안이라 할 수 있다. 기존에 우리가 의사를 만나 처방받을 수 있는 약이 경구제로 복용하는 알약이나 혹은 주사제였다면, 여기에 새로운 종류의 약이 하나 추가되었다고 보면 된다. 이 약은 신체에 직접 복용하지는 않지만 정신적 혹은 신체적 건강 문제에 대해 다방면으로 치료 효과를 보인다.

모든 사람이 개인 주치의를 갖는 것은 불가능해도, 누구나 가지고 있는 스마트폰을 통해서 모두가 개인 맞춤 의료 서비스를 받는 것은 가능하다. 아직은 디지털화에 대해서 막연한 불안감이나 두려움을 가지고 있는 사람도 적지 않다. 하지만 디지털 기술을 어떻게 해야 조금 더 인간 중심적으로 따뜻하게 활용할 수 있을지 고민한다면 디지털은 인간을 배제하거나 대체하는 대신 얼마든지 인간을 위한 기술이 될 수 있다.

2.
첨단 기술이
인간적일 수 있을까?

소외된 이들을 위해 기술이 간다

1937년도 하버드대학 성인발달연구팀의 약 75년 추적 조사에 따르면 사람이 행복해지는 요건의 핵심은 바로 '관계'에 있다고 한다. 좋은 직장이나 많은 돈이 우리의 행복을 일구는 것이 아니라, 질적으로 친밀하고 깊은 관계를 맺는 사람이 많을수록 근본적으로 더 행복해진다는 것이다. 실제로 심리 상담이나 치료를 진행할 때도 의사와 신뢰 관계를 쌓고, 주변 사람들의 도움과 응원이 있을 때 훨씬 좋은 결과로 이어지는 것을 볼 수 있다.

그런데 우리나라는 유독 관계에 취약한 편이다. 사회 자본이 약한 나라이기 때문이다. 사회 자본은 신뢰, 연결망, 규범 등을 의미하는데, 터놓고 이야기할 수 있는 가족이나 친구가 많지 않고 또 사회적으로 정당한 규범이 지켜지지 않는 일들이 많이 일어나다 보니 기본적으로 행복해지기가 어렵다. 행복의 가장 중요한 요소인 '관계'가 튼튼하게 형성되어 있지 않기 때문에 자연히 정서적, 정신적으로도 취약할 수밖에 없다. 그렇다면 우리는 어떻게 해야 조금 더 행복해질 수 있을까?

나는 미술치료 교수로서 우리나라 최초로 대학병원 의과대에 들어간 이후 여러 가지 사회적인 현상에 대해 보다 가까이서 접할 기회가 많았다. 큰 재난이나 사고가 갑자기 발생했을 때 피해를 입는 일반 사람들이나 가족들, 어린이들, 약자들에 대한 좀 더 체계적인 관심과 도움이 필요하다는 것을 체감하며 내가 할 수 있는 일이 있다면 달려가서 치료를 묵묵히 돕게 되었다.

몇 년 전에는 전국의 양로원, 아동학대예방센터, 다문화센터 등에서 예술 치유 관련 프로젝트를 하다가 모 소년원의 아이들을 직접 만나 마음을 진단하고 상담을 진행한 적이 있었다. 아이들 중에는 사정이 어렵거나 방치된 경우가 많아 부모님께 연락을 해도 받지 않는 경우가 허다하다. 그러다 보니 아이들은 결국 어디에도 속하지 못한 채 또 범죄를 저지르기 쉽다. 그래서 당시 소년원을 나가는 아이들에게 종잣돈을 모아 주는 운동을 하기도 하고, 장학금을 지원하여 대학에 보내기도 했다. 상담을 통해 아이들의 마음을 치유하고 회복하는 일이 개인뿐 아니라 사회에도 꼭 필요하다는 것을 다시 한번 느끼게 되었다.

특히 이러한 심리 상담은 물론 치료 자체의 효과도 있지만, 혼자라고 느끼던 아이들이 선생님과 함께 무언가를 만들거나 같이 이야기를 나누며 인정받는 시간 자체가 주는 치유 효과도 적지 않다. 누군가 나를 알아 주고 이해하며 도와주는 기분을 느껴 보는 것은 매우 중요하다. 사람과 사람이 연결되고 교류하는 경험은 누구에게나 주어질 필요가 있다.

하지만 청소년 아이들은 주변 사람들의 시선에 예민한 시기이기 때문에 자신의 마음 건강에 문제가 있다고 느껴도 쉽게 누군가에게 손을 내밀지 못하는 경우가 많다. 물론 부모님께 도움을 요청해도 시간적, 경제적 어려움이 걸림돌이 되기도 한다. 그러던 중에 디지털에서 힌트를 얻었다. 디지털 치료제는 일부러 지역을 이동하고 전문가를 만나러 가지 않아도 스스로 자신의 마음 상태를 진단해 볼 수 있고, 또 치유에 도움을 받을 수 있기 때문에 누구에게나 높은 접근성으로 다가갈 수 있다는 특징이 있다. 심리적으로 어려움을 겪고 있는 사람들이 모두 병원이나 상담 센터에 방문해서 체계적인 도움을 받기 어려운 것이 현실이다. 그 대신 쉽게 보급될 수 있고 혼자서도 자신의 건강을 진단하며 도움을 받을 수 있는 앱이나 디지털 헬스기기를 사용한다면 좀 더 건강한 삶을 만들어갈 수 있지 않을까? 내가 디지털 치료제에 본격적으로 관심을 가지게 된 중요한 계기는 다름 아닌 세월호 때문이었다.

당시 팽목항은 형용할 수 없는 무거운 분위기가 형성되어 있었다. 유가족들은 집에도 가지 못하고 팽목항에서 먹고 자면서 뭐라도 소식이 들리기를 하염없이 기다렸는데, 밤이 되면 넓은 체육관에 누워 있는 사람들이 모두 훌쩍거리며 아픔을 토해냈다. 쉽게 잠들지 못하니 나처럼 병원에서 왔다는 선생님들을 찾아 수면제를 처방해 달라고 애원하기도 했다.

국과수에서 검사하러 온 사람들은 정부에서 나온 사람이라는 인식 때문에 밥 먹는 것조차 유가족들의 눈치를 봐야 했다. 그들 개개인이 가해자가 아닌데도 상처받은 이들에게는 누구라도 탓할 사람이 필요했던 것이다. 그렇게 현장에 도움을 주러 온 사람들도, 의료진들도, 그리고 시신을 싣고 서울까지 6시간씩 오가던 구급대원들 역시도 심리적으로 크게 고통을 호소했다. 같은 학교 학생들인데 누군가는 생존자로 남고, 누군가는 장례식장으로 향해야 하는 현장에서 어느 누구도 지옥이 아닐 수 없었을 것이다.

'트라우마'라는 용어가 공식적으로 나오기 시작한 것은 그 이후였다. 우리 사회의 상처를 위한 치유와 심리 처방이 필요했다. 이런 상황 속에서 사회적 약자들에게 더 많은 관심을 가지고, 그동안 미술 치료를 하면서 보고 듣고 느꼈던 것들을 보다 본격적으로 사회를 위해 어떻게 환원할 수 있을까 고민하게 됐다. 사회적 재난이나 무슨 일이 생길 때마다 열심히 현장으로 뛰었지만 시간적, 인력적으로 한계가 있어 모든 사람의 고통을 다 치유해 줄 수 없다는 사실이 항상 안타까웠다.

사람 사이를 연결하는 디지털 치료제
| 미요 |

몸이나 마음이 아플 때 자발적으로 병원에 가는 사람들도 있지만, 가족이나 친구 등 주변에서 '병원에 가 보라'고 권유해서 가게 되는 경우도 많다. 그만큼 우리 곁에 관심을 가지고 관계를 맺는 사람들이 있는 것이 중요하다. 그런데 특히 우리 사회의 소외 계층은 몸이 불편할 때 즉시 병원 의료 시설을 찾는 것이 쉽지 않다. 하루를 쉬면 당장 여윳돈이 없는 일용직 근무자들이 많다 보니 아프면 바로 병원에 갈 만한 마음의 여유가 없어 병이 커지곤 한다. 신체가 아니라 정신 건강에 문제를 겪는 경우는 더더욱 그렇다. 상담을 받고 충분히 치유될 수 있는 정신적 문제도 오랫동안 혼자 앓기만 하다가 점점 곪아가는 일이 적지 않다.

어떻게 하면 이들이 더 쉽게 의료 서비스에 접근할 수 있을지 고민하다가, 처음에는 먼저 PC로 이용할 수 있는 장애인을 위한 지침서를 만들어야겠다는 생각에 '미요'라는 캐릭터와 프로그램을 CD로 만들어서 보급하게 됐다. 장애인 아이들의 보호자가 직접 센터에 오지 않고서도 집에서 할 수 있는 활동이 있으면 부모나 교사들이 활용하기에도 더 편리할 거라는 생각이었다. 미요가 나와서 미술 치료를 기반으로 "이걸 이렇게 붙여 봐", "이렇게 한번 해 봐" 하고 설명하면 그대로 따라갈 수 있는 프로그램이었다.

이후 장애인 아이들뿐만 아니라 매번 센터에 치료를 받으러 오기 어렵거나, 집에서도 꾸준한 학습과 관리가 필요한 ADHD 아이들에게도 이런 앱이 도움이 될 거라는 생각이 들었다. 특히 2014년도쯤에는 사회성이 부족한 ADHD 아동의 집단 따돌림이 사회적인 이슈였다. 그때만 해도 ADHD에 대한 사회적인 인식이 부족했기 때문에 치료가 필요한 아이들이 적절한 도움을 받기는 쉽지 않았다. 간혹 제주도에서 서울로 치료를 받으러 오거나, 3분을 진료받기 위해서 3시간씩 이동해 병원에 오는 번거로운 상황들도 눈에 띄었다. 특히나 ADHD 아동은 한번 외출하는 것도 쉬운 일이 아니기 때문에, 이런 아이들이 집에서도 도움을 받을 수 있도록 또 다른 앱을 만들었고 이 앱은 해외로까지 수출하기도 했다.

미술치료나 ADHD 아동을 위한 앱은 누구나 정확한 프로그램을 사용해 어디에 있든지 혜택을 볼 수 있는 방법으로 꽤 성공을 거두었다. 우리가 겪을 수 있는 다양한 신체적, 정신적 증상 중에는 당장 수술을 해서 치료할 수 있는 것들도 있지만 지속적으로 관심을 가지고 관리해 나가야 하는 부분도 많다. 특히나 심리적인 부분은 꾸준한 관리가 정말 중요한데, 어디에서나 손쉽게 접근할 수 있는 프로그램이 도움이 될 수 있을 거라고 봤다. 병원에 자주 가지 못해도, 주치의와 떨어져 있어도, 혹은 사회적으로 관계 맺기가 어려운 이들도 스마트폰 앱 하나가 그 거리를 좁혀 주는 하나의 방법이 되어 줄 수 있는 것이다.

나는 원래 미술치료 전문가로 무척 아날로그적인 일을 하는 사람이었지만, 디지털 헬스케어의 콘텐츠를 보급을 통해 더 많은 사람에게 다가갈 수 있었다. 디지털이라고 하면 기계적이고 차가운 이미지를 떠올릴 수 있지만, 반대로 가장 인간다운 치유라는 확장된 가능성을 발견한 셈이다.

최근에는 우리나라 사회에서 개인화가 눈에 띄게 두드러지고 있다. 아마 거리두기를 필요로 했던 코로나19로 인한 영향도 적지 않을 것이다. 하지만 꼭 그 때문만은 아니다. 팬데믹에 떠밀려 속도가 붙긴 했지만 이미 우리 사회가 공동체보다 개인을 우선시하는 방향으로 변화해 가고 있었기 때문에, 이러한 현상은 코로나가 종식된 이후에도 계속해서 이어질 것으로 보인다.

그래서 디지털 헬스의 가장 중요한 역할 중에 하나는 '연결'이라고 본다. 사람을 연결하고, 상담사와 연결하고, 또 각자가 건강 관리를 위해서 해야 하는 일들을 연결해 주는 것도 디지털 헬스의 역할이다. 거기서 끝나는 것이 아니라 연결은 소통으로 이어진다. 멀리 떨어져 있는 사람과도 즉각적으로 소통할 수 있고, 심지어 몇백 명이 하나의 대화방에서 동시다발적으로 의사 결정을 할 수도 있다. 같은 공간, 같은 계층, 같은 공동체에 속해 있지 않아도 누구나 같은 콘텐츠를 접할 수 있고 심지어 전 세계에 소통과 참여의 경험을 제공하기도 한다. 어쩌면 디지털 헬스는 이러한 연결과 소통의 장으로써 우리 사회에 기여하는 하나의 방법이 될 수 있지 않을까?

팬데믹이 길어지며 디지털화도 보다 가속화되었지만, 그만큼 휴머니티를 바탕으로 한 따뜻한 디지털의 역할이 중요해지고 있다. 거리두기 속에서 서로 들여다보는 일이 적어지고, 상처받고 지치는 순간은 많은데 치유받을 수 있는 기회는 적다. 점점 더 개별적인 거리를 두는 사회 분위기 속에서 인간과 인간을 연결해 주는 일은 꼭 필요하다. 인간의 마음을 어루만지는 일은 어찌 보면 가장 디지털과 거리가 먼 아날로그적인 분야지만, 여기에 최첨단의 AI 기술을 도입해 인간의 헬스케어를 돕는 것이 궁극적으로 더 많은 사람을 치유할 수 있는 미래가 될 것이라 기대한다.

문화예술로 마음을 치유하다

| 미술치료 |

오래 전에 프랑스에 강의를 하러 갔는데 이런 이야기를 들었다. "김 교수는 특수한 경우고 동양에는 원래 미술치료가 없지 않아요?" 그 말을 듣고 동양의 미술치료에 대한 인식이 이렇게까지 낮았나 싶어서 충격을 받았다. 게다가 강의 후에 우리 학생들과 프랑스 학생들이 함께 워크숍을 하는데, 프랑스 교수가 우리 쪽 작품을 쭉 보더니 의아해했다. 〈취화선〉이라는 영화에서는 그림에 여백이 있고 까만 먹으로 그림을 그리던데, 왜 지금은 프랑스처럼 모든 면

을 다 채우는 그림을 그리느냐는 것이다. 동양화 쪽이 아니고서야 그들이 생각하는 먹으로 그리는 그림은 많지 않다고 설명을 하고 나서, 하루빨리 미술치료를 전반적으로 알려야겠다 싶은 마음에 한중일 미술치료 협회를 만들었다. 당시 일본에는 미술 치료가 있었는데 중국에는 없어서, 중국으로 가 베이징 부속 병원 등 몇 군데에서 미술치료를 대표로 진행했고 그 활동은 지금까지 꾸준히 이어져 오고 있다.

　그렇게 점점 활동 반경이 넓어지면서 계속 고민도 커졌다. 어떻게 하면 미술치료를 통해서 더 필요한 사람들에게 가깝게, 편하게 다가갈 수 있을까? 병원에서 때로 사람들에게 미술 치료나 음악 치료, 무용 치료를 처방하면 어떤 사람들은 욕하며 화를 내기도 했다. 정신적, 심리적 문제를 가지고 있어서 병원에 온 건데 왜 그림을 그리고 음악을 들어야 하느냐는 것이다. 하지만 심리 치료 영역에서 아트Art는 인간의 심리를 이해할 수 있는 평가 도구이자 인간의 심리를 치료하는 치료 도구, 또 인간의 심리 질환을 예방하는 예방 도구로써의 역할을 인정받아 왔다. 이런 문화예술이 실제로 치료에 효과가 있는 것은 물론이고, 더 나아가 디지털 치료제로써 앱이나 VR, 게임 등으로 녹여내기도 한다. 앞으로는 의사가 앱이나 게임을 처방하고, 이를 통한 심리적 치료도 이루어질 수 있는 것이다.

　2년 전쯤에 '자취방에 그림 한 점'이라는 프로젝트를 진행했다. 성공적인 자립을 위해 노력하는 보호 종료 청년들이 문화예술을 통해 새로운 자극을 경험하고 여유를 즐기기 바라는 마음으로, 100명의 청년에게 자취방에 걸어 놓을 그림을 전달하는 프로젝트였다. 참여하길 원하는 청년들의 사연을 받았는데, 너무나 많은 청년이 고민을 신청해 와서 그걸 읽으며 내내 마음이 무거웠다. 연애, 가족 관계, 진로, 대인 관계 등 다양한 고민들이 있었지만 가장 큰 고민은 역시 취업이었다. 고민에 대한 상담 편지와 함께 그 내용에 맞는 그림을 선정해 액자에 넣어 100명에게 보내 주었다. 어쩌면 쓸쓸할 수 있는 자취방에 그 그림이 잠시나마 마음을 위로해 주고 따뜻하게 덮혀 주는 선물이 되기를 바라는 마음이었다.

이렇게 청년들의 좌절감, 분노, 아픔, 외로움에 더 가까이 동행해 줄 수 있는 다른 방법들을 찾기 시작했다. 이들 외에도 그전까지 지진이나 산불 등 재난과 재해로 큰 트라우마를 겪은 사람들을 주로 만나서 치료를 해 왔는데, 최근에는 코로나로 우울한 사람들과 청년들, 그리고 미혼모 등을 만나 상담을 많이 나누고 있다. 특히 보호 종료 아동이나 미혼모들에게는 멘토가 없다. 고민이 많은 이들에게 정작 자신의 문제를 상의할 만한 어른이 없는 것이다. 이들의 고민은 다소 특수하고 복합적이다. 미혼모라고 하면 안 좋은 인식이나 편견도 많은데 사실 제때 도움을 받지 못해서 혼자 어려움을 겪고 있는 사람들이 많다.

그래서 정기적인 후원도 필요하지만 정신적, 심리적으로 자립할 수 있도록 도와주는 것도 매우 중요하다. 관련해서 이런 연구 결과가 있다. 아프리카 아이들 중 한쪽에는 먹을 음식을 계속 제공하고,

또 한쪽에는 문화예술을 제공했다. 그런데 시간이 지나니 문화예술을 접한 쪽의 아이들은 이후 직업도 찾고 직접 생계를 유지해 나갈 수 있는 힘이 생기는 등 전반적으로 큰 도움이 되었다.

나는 오랫동안 미술치료 교수로서 도움이 필요한 곳곳으로 달려가곤 했지만, 만날 수 있는 사람의 수에 한계가 있다는 사실이 항상 안타까웠다. 어떻게 보면 가장 아날로그적인 일을 하면서, 디지털이라는 새로운 치료 방식에 관심을 갖게 된 이유도 그 때문이다. 디지털 치료는 우리나라에서 정서적 도움과 자립이 필요한 이들에게 좀 더 지속적인 도움을 줄 수 있는 방법이자, 누구나 쉽게 접근하고 가까이에서 쓸 수 있는 치료 방식이 될 것으로 기대되는 분야다. 완전히 새로운 영역으로 전환하기보다, 사람들이 기존에 접해오던 치료 방식을 확장시키는 것이라고 볼 수 있다.

디지털과 인간의 결합

| 눔 |

오랫동안 오프라인에서 심리 치료를 진행하면서 좋은 치료 프로그램들을 모두에게 공유할 수 있었으면 좋겠다는 바람을 가지고 있었다. 믿을 수 있는 치료 프로그램의 혜택을 누구나 받아야 하고, 시간을 절약할 수 있어야 하며, 무엇보다 저렴해야 한다. 가장 중요한 목표는 정신 건강과 심리 건강에 대한 문턱을 낮추고 보편성과

대중성을 확보하는 것이었다.

어떤 기술을 IT를 통해 보편화시킨다고 하면 적재적소에 맞춤형으로 도움을 받는 상황보다는, 기계적으로 똑같은 대답을 내놓는 AI와 답답한 대화를 나누는 상황을 떠올리는 이들이 많을 것이다. 하지만 디지털을 통해서 인간의 모든 문제를 해결하려 하기보다는, 인간이 주체가 되어 디지털을 적절한 도구로 사용해 효율성을 높이는 방향으로 나아가는 것이 중요하다. 인간의 힘으로 할 수 없는 영역까지 도움을 받는 데에 있어서 디지털은 분명 아주 유용한 도구가 된다.

하나의 사례로 다이어트를 도와주는 앱 '눔noom'은 AI 기술과 인간의 역량을 결합해 좋은 결과를 낸 바가 있다. 체중 감량에는 생활 습관이 바뀌는 것이 가장 중요한데, '눔'에서는 항상 몸에 지니고 다니는 스마트폰에 집중했다. 다이어트에 성공한 사람들의 패턴을 분석하고, 개개인에게 맞는 코칭과 피드백을 주면서 스마트폰 앱을 통해 끊임없이 상기할 수 있도록 보조해 주는 역할을 하는 것이다.

사실 처음에는 AI 기반으로 코칭 서비스를 제공했으나, 그보다는 사람의 코칭이 결합되었을 때 훨씬 효과가 좋다는 사실을 발견하여 코치를 고용하고 AI를 보조적으로 활용하기 시작했다. 반복적이고 기술적인 코칭은 AI가 하되, 정서적 교감은 사람 코치가 담당하는 일대일 상담 시스템을 도입한 것이다. 실제로 미국에서 눔을 체험해 본 사용자를 TV 광고에 섭외하기 위해서 전체 메일을 보냈는데, 이에 응답한 경험자들은 '눔이 살을 빼줬다'가 아니라 '눔이 내 인생을 바꿨다'라고 이야기했다. 특히 이 광고에 선발되어 실제 코치를 대면한 사용자는 '고맙다'며 왈칵 눈물을 쏟기도 했다고 한다. 그전까지 단 한번도 직접 만난 적도 없이 앱을 통해서 다이어트를 했지만, 그 너머에서 일대일로 전해지는 맞춤 조언과 코치의 응원으로 더욱 힘을 낼 수 있었을 것이다.

일본의 한 AI 호텔에도 재미있는 사례가 있다. 2015년에 세계 최초의 로봇 직원 호텔이 오픈되었다. 호텔 프런트에서부터 안면 인식 기능이 탑재된 로봇들이 체크인과 체크아웃을 안내해 준다. 로봇이 짐을 들어 주고, 택시를 불러 주고, 객실도 청소해 준다. 호텔 측에서는 로봇을 이용하여 상당한 인건비를 절약할 수 있을 것으로 기대했다. 그런데 예상 밖으로 로봇에 대한 컴플레인이 지속적으로 이어지는 바람에 오히려 사람 직원의 업무량이 늘어났다고 한다. 예를 들어 숙박객의 코 고는 소리를 문의하는 소리로 착각한 로봇이 한밤중에 손님을 깨우는 일이 발생하는 식이었다. 집에 있는 AI 스피커가 사람들의 대화 소리에 엉뚱하게 반응해서 대답하는 경험을 누구나 한번쯤 해 봤을 텐데, 그와 비슷한 상황이 반복적으로 일어났던 셈이다.

접객 분야에서 로봇이 잡무를 맡고 직원들은 보다 고객 맞춤형 서비스를 제공하는 식으로 앞으로 로봇의 활용도가 높아질 것으로 보이지만, 로봇을 이용해 자동화할 때 인간과의 접점에서 모든 게 완벽할 수는 없다. 인간을 위한 서비스는 결국 인간이 연결되어 있을 때 디지털의 편의성이 더해져 더욱 진가를 발휘할 수 있다.

아직 우리가 접하게 될 디지털 치료가 다소 차갑게 느껴질 수 있다. 보통 IT 기업 쪽에서 소프트웨어를 만들고 의료진이 임상을 진행하는데, 확실한 효과나 단계에 이르는 것도 중요하지만 동시에 보다 친절하고 다정하게 접근해야 한다. 대부분의 사람들이 아날로그의 반대를 디지털이라고 생각하는데, 반대 개념보다는 그 조합을 통해 더 큰 시너지를 내도록 하는 것이 디지털 치료제의 역할일 것이다. 감성과 행복을 위해 디지털 헬스를 활용하고 정말 좋은 프로그램을 디지털 헬스케어로 녹여 내어 따뜻한 세상을 만들어 가는 데 보탬이 될 수 있었으면 한다.

3.
인간과 공존하는 디지털 세계

게임은 더 이상 유해 매체가 아니다

| 포켓몬GO, 뉴로레이서, EVO |

나는 시장을 좋아한다. 물론 세상의 모든 물건이 규칙대로 차곡 차곡 진열되어 있는 대형마트에 가면 편리하고, 검색과 터치 몇 번 이면 집 앞까지 배송되는 인터넷 쇼핑은 더욱 편리하지만, 퇴근길 에 가까운 시장이나 동네 슈퍼에 들러서 장을 보는 익숙함과 친숙 함도 만만치 않게 매력적이다. 생각지 못하게 싱싱한 양파를 저렴

하게 구입하거나 제철 식재료가 나온 걸 보면서 계절의 흐름을 깨닫기도 한다. 세상의 보이지 않는 질서와 흐름에 잠시 섞여 보는 내 일상이 평범하고 건강하다는 사실에 문득 감사하게 된다.

예부터 우울하고 불안할 때는 재래시장에 가라고 한다. 울적한 기분은 신기하게도 몸을 움직여서 떨쳐낼 수 있을 때가 있다. 마치 몸에 대롱대롱 붙어 있던 빗방울을 달리기로 떨구어 내는 것처럼 말이다. 몸이 건강해야 마음이 건강하고, 마음이 건강해야 몸이 건강하다는 식상한 조언은 알고 보면 상당히 진실에 가깝다.

몇 년 전에 사람들을 자발적으로 집 밖으로 이끌어 낸 게임이 있었다. 실제 환경에 가상의 정보를 합성하는 증강 현실을 이용한 게임 '포켓몬GO'가 그 주인공이다. 게임이 인기를 끌면서 집 근처는 물론이고 일부러 다른 지역까지 이동하는 사람들이 많았다. 그런데 이 게임이 의외의 결과를 낳았다는 연구 결과가 있다. 일본에서 자신의 방 안에만 틀어막힌 채 학교도 직장도 나가지 않고 세상과의 교류를 거부하는 '히키코모리'가 심각한 사회적 문제였는데, 그렇게 자신만의 세계에 갇혀 있던 그들이 '포켓몬GO'를 통해 집 밖으로 나오기 시작했다는 것이다. 일본 정부에서는 실제로 히키코모리 문제를 해소하기 위해 '포켓몬GO'를 활용하는 대책을 세우기도 했다. 가족도, 친구도, 심지어 정신과 치료로도 해결하지 못했던 문제를 포켓몬 사냥이 해결한 셈이다. 그뿐 아니라 미국과 호주의 보고서에 의하면, 지루한 입원 생활을 하던 아이들이 포켓몬GO를 하면서 병원 여기저기를 뛰어다니며 햇빛을 받다 보니 활력이 생기고, 또 실제로 일부 환자들은 우울증이 완화되었다고 한다.

집에 틀어박혀 밤새 모니터를 들여다보거나 유해 환경에 노출되어 폭력적 성향이 짙어진다는 등 기존의 게임에 대한 안 좋은 인식과 달리 게임이 건강에 도움이 되는 결과로 이어진 사례다. 실제로 게임 형식이 디지털 치료제의 일환으로 사용되기도 하기 때문에, 디지털 치료제가 활용되면 우리나라에서도 병원에서 의사가 게임을 약으로 처방하는 시대가 올 것이다. 그런데 정말 게임으로 사람을 치료하는 것이 가능할까?

샌프란시스코 캘리포니아대학교에서는 게임이 실제로 인지 능력을 개선할 수 있다는 연구 결과를 발표한 바가 있다. '뉴로레이서'라는 자동차 게임을 통해 60세 이상 고령층의 인지 능력, 멀티 태스킹 능력을 개선할 수 있는지 연구한 것이다. 이 게임은 한 번에 두가지 일을 동시에 수행해야 점수를 높일 수 있는 형식인데, 그 결과 참가자들의 멀티 태스킹 능력이 4주 동안 대폭 상승하여 훈련받지 않은 20대보다 높은 점수가 나왔다고 한다. 실제로 뇌의 활성도를 관찰해 봤을 때도 인지 능력을 관장하는 전두엽 피질의 활성도가 높아지는 것을 확인할 수 있었다.

ADHD 치료용 게임인 EVO를 개발한 알킬리 인터랙티브Akili Interactive의 CEO인 에디 말투치Eddie Martucci는 "우리는 치료 효과가 있는 게임을 개발하는 것이 아니라 치료제를 개발하는 것이다. 그 치료제가 게임이라는 형식을 갖고 있을 뿐이다"라고 말하기도 했다.

전통적인 치료의 한계를 뛰어넘다

| 디지털 헬스케어, 의료 인공지능 |

스마트폰의 건강 앱을 사용해 본 사람이라면 디지털 기술로 환자 데이터를 측정하거나 분석·공유하는 기능에 대해서는 이미 익숙할 것이다. 스마트워치가 운동량은 물론 심박수를 재 주기도 하고, 혈중 산소 포화도를 측정해 주기도 하니 말이다. 그런데 디지털 기술이 단순히 보조적으로 활용되는 것뿐만 아니라 정말 치료를 하는 것까지 가능할지 의구심이 들 수 있다. 우리나라에서는 이제 시작 단계에 와 있을 뿐이지만, 세계적으로는 이미 디지털 헬스나 원격 진료에 대한 인식이 많이 바뀌고 있다. 디지털화는 단순히 같은 루틴을 반복하거나 알고리즘대로 대량의 정보를 소화하는 데에만 필요한 것이 아니라, 전문가의 진단에 더해 AI 및 빅데이터 기반의 맞춤형 치료법을 제공함으로써 오히려 개개인에게 더욱 유용한 건강 길잡이가 되어 줄 수 있다.

다시 한번 디지털 치료제의 명확한 정의를 정리하지면, 말 그대로 '약으로 사용되는 디지털 소프트웨어'를 말한다. 현재 우리나라에서는 '디지털 치료기기Digital Therapeutics, DTx'라는 용어를 더 많이 사용하고 있고, 미국은 공식 용어를 '디지털 헬스Digital Health'로 지정했다. 국제 비영리 산업계 연합인 디지털 테라퓨틱스 얼라이언스Digital Therapeutics Alliance, DTA에서는 '디지털 치료기기란 질병 또는 장애를 예방하고 관리 및 치료하기 위해 환자에게 직접 적용되는

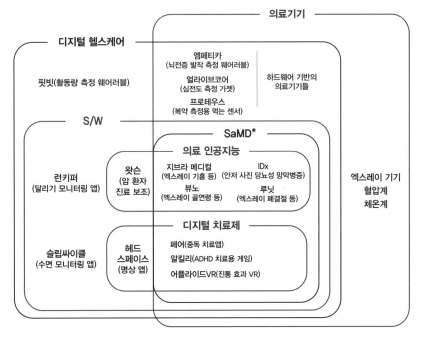

소프트웨어 의료기기 범주

근거 기반evidence-based의 소프트웨어 제품'이라고 정의하고 있다. 즉 스마트폰, VR/AR, 태블릿 PC 등 독립적인 디지털 도구를 통해서 게임, 앱, 인공지능 형태의 소프트웨어를 환자가 직접 사용하여 질병을 치료하거나 예방 및 관리하는 치료기기로, 심리적인 소프트웨어라고도 할 수 있다. 디지털 치료제의 가장 두드러진 특징은 모바일 환경에 적합한 형태이기 때문에 장소와 시간에 구애받지 않고 지속적인 치료 및 모니터링 역시 가능하다는 점이다.

디지털 치료제는 일반 의약품과 마찬가지로 질병 치료 기능, 임상시험 실시, 치료 효과 검증, 규제 당국 허가, 의사 처방, 동일한 보험 적용의 과정을 거쳐 승인되는 엄연한 '치료제'다. 이러한 치료제는 오랜 연구와 임상에 기반해서 만들어지는 것이기 때문에, 누구나 만들 수 있는 앱과는 달리 식약처에서 의료기기에 해당하는 엄격한 심사를 통과해야 한다. 물론 치료 효과에 대해서도 검증 과정을 거쳐야 디지털 치료제라는 소프트웨어가 탄생한다.

기존의 하드웨어적인 의료기기나 디지털 치료제로 승인을 받지 않은 일반적인 헬스케어 앱 등 분야가 다양하다 보니 용어가 헷갈릴 수 있는데, 미국식품의약품FDA에서는 디지털 치료기기를 SaMDSoftware as Medical Device라는 독립형 소프트웨어 의료기기로 분류하고 있다. 즉 하드웨어를 동반하지 않고 소프트웨어만으로 구성된 의료기기를 분류한 것으로써, 과거의 초음파영상진단장치, 맥박조정장치 등 소프트웨어가 하드웨어에 종속되는 형태로 쓰이던 SiMDSoftware in Medical Device와는 구별되는 것이다. 진단, 치료, 예방을 목적으로 하는 제품을 '소프트웨어 의료기기SaMD'라고 하는데, 그 가운데서도 '유효성을 입증하고 치료 개입을 제공하는 것'이 바로 디지털 치료제이며, 디지털 치료를 담당하는 앱은 '치료용 앱'으로 정의하고 있다. 그러니까 디지털 치료제는 SaMD의 일종이며, 디지털 헬스케어와 의료기기의 교집합에 있는 것이 SaMD라고 보면 된다.

미국을 포함한 9개국의 연합체, 디지털 테라퓨틱스 얼라이언스에서는 2018년에 발표한 백서에서 디지털 치료제의 특성을 세 가지로 언급했다. 첫째, 디지털 기술과 의료 혁신이 결합된 형태로써 질병을 예방·관리·치료하는 고도의 소프트웨어 프로그램이다. 둘째, 독립적인 사용이 가능하며 시너지를 내기 위해 다른 약이나 기기와 함께 사용하는 것도 가능하다. 셋째, 규제기관의 인허가를 거쳐서 효능, 사용 목적, 위험도 등에 대한 검증을 받는다.

디지털 치료제는 전통적인 치료법으로 해결하기 어려웠던 한계, 그리고 의사와의 면담 사이사이에 있는 공백을 메울 수 있는 수단이 되며, 특히 물질 사용 장애가 있는 환자들에게는 효과적인 보조 치료제 역할을 할 수 있다. 기존에는 난치병 환자나 만성질환 환자에게 사용되는 등 주로 신체적인 건강을 돌보기 위해 사용되었다면, 이제는 정신적이고 심리적인 건강까지 돌봐야 한다는 새로운 인식이 높아지고 있다.

미국의 페어 테라퓨틱스Pear Therapeutics에서 개발한 약물 중독 치료 모바일 앱인 '리셋reSET'이 최초로 2017년에 FDA 승인을 받으면서 디지털 치료기기가 본격적으로 주목받기 시작했는데, 한국에서는 아직 식약처 허가를 받은 디지털 치료기기는 없지만 스타트업을 중심으로 연구 개발과 임상시험이 활발히 진행 중이다.

이러한 디지털 헬스는 최근 데이터 분석을 기반으로 지속적인 개입을 통해 인간의 행동 변화를 이끌어 내 치료하는 영역에서 두각을 나타내고 있다. 따라서 제약회사에서 신약 개발에 어려움을 겪고 있던 신경정신질환, 중추신경계, 만성질환 등 다양한 장애·질병에 대한 치료 방법을 열어 줄 것이라는 기대를 받고 있다. 팬데믹 시대가 겹치며 몇 주 혹은 몇 달에 한 번 내원해 진료를 받는 현재의 의료 시스템에서는 만성질환자를 수시로 진료하기 어렵다는 한계가 존재했다. 앞으로 다가올 초고령 사회에서는 노화에 따른 여러 만성질환이 더욱 증가할 것이며, 이를 치료하기 위한 의료진 부족과 의료비 상승이 더욱 심화될 수 있어 디지털 치료기기의 활용이 더욱 중요해질 것으로 보인다.

의사와의 약속, 잘 지키시나요?

전국민의 코로나19 백신 접종이 시작되면서 병원에서는 안전을 위한 주의사항을 함께 고지했다. 대표적으로 백신을 맞은 날부터 3일 정도는 술을 먹지 말고, 열이 나거나 컨디션이 안 좋을 수 있으니 타이레놀과 같은 비상약을 준비해 두는 것이 좋다는 등의 내용이었다. 대부분 의사의 권고를 잘 지켰지만, 인터넷에 올라온 글을 보면 꼭 이렇게 물어보는 사람들이 있다. "백신 맞은 날 술자리가 있어서 술 마셨는데, 괜찮겠죠?"

병원에서 의사가 아무리 환자에게 필요한 생활 습관에 대해 이야기를 해 줘도 실제로 지키지 못하는 사람들이 많다. TvN 드라마 〈슬기로운 의사생활〉에서는 자식에게 간 이식을 받았으면서도 또

술을 마셔서 간이 나빠진 환자의 이야기가 나오기도 했는데, 현실에서도 없는 일이 아니다. 술을 마시면 안 된다는 걸 알면서도 본인의 의지로 욕구를 이겨내지 못하는 것이다.

지금까지는 병원에 입원하지 않는 이상 통원 치료를 하는 동안에 병원 바깥에서 일어나는 일에 대해서는 의사가 개입할 수 없었다. 그런데 디지털 치료제와 같은 소프트웨어 방식의 의료기기는 질병의 치료뿐만 아니라 환자의 사고방식이나 생활 습관에 지속적으로 개입할 수 있다. 금연처럼 생활 속 변화나 개선이 필요한 경우, 병원에서 처방받은 약을 제때 복용할 수 있도록 인지시켜 줄 필요성이 있는 경우에도 큰 효과가 있을 것으로 본다. 시간대에 맞춰서 알람이 울리거나 자신의 상태를 앱에 기록하여 의사에게 실시간으로 전송되게 하는 등 지속적 소통도 가능하다. 또 치료 의지를 가지고 병원에 방문하는 것 자체가 힘들 수 있는 우울증 환자나 여러 질병의 예방 차원에서도 쓰일 수 있다.

그러나 디지털 치료제가 환자의 일상 깊숙한 부분까지 밀접하게 도움을 줄 수는 있어도 그 자체가 만병통치약은 아니다. 약을 먹지 않으면 치료가 되지 않는 것처럼, 휴대폰에 앱이 설치되어 있어도 접속하지 않으면 소용이 없다. 상담을 받을 때도 상담사가 나의 문제를 모두 해결해 줄 것이라고 기대하는 사람들이 많은데 사실 상담사는 환자가 길을 찾아갈 수 있도록 안내해 주고 방향을 제시해 주는 역할을 할 뿐이다. 이를 최대한 활용하는 것은 최종적으로 자신의 몫일 것이다. 이처럼 디지털 치료제는 자신의 의지만으로 치료하기에 어려움을 겪는 사람들에게 직접 해 낼 수 있는 능력치를 높여 주고, 그 효과도 극대화해 줄 수 있는 좋은 길잡이가 되어 준다.

디지털 치료제가 갖는 또 다른 장점은 기본적으로 많은 사람이 쉽게 이용할 수 있는 확장성을 지닌다는 점이다. 만약 기존 알약을 배포한다면 물리적인 여건을 고려해야 하는 만큼 적시에 수백만 명에게 모두 복용하도록 하기는 어려울 것이다. 하지만 앱이나 게임, VR의 형태로 제공되는 디지털 치료제는 각자 스마트폰에서 앱을 다운로드하거나 웹에서 프로그램을 설치하기만 하면 접근할 수 있기 때문에 시공간적인 한계 없이 자유롭게 뻗어나갈 수 있다. 한 예로, 영국 정부의 산하기관인 국가 보건 서비스National Health Service는 2019년 4월에 불면증 환자를 위해 개발된 슬리피오Sleepio 앱을 약 1,200만 명에게 동시에 무료로 배포하기도 했다.

또한 환자가 매번 병원에 직접 내원할 필요가 없기 때문에 시간과 비용을 절감시킬 수 있다. 미국의 페어 테라퓨틱스가 리셋 앱을 활용하여 실제 의료자원 감소 효과에 대한 연구를 진행한 결과, 6개월 전후로 입원 횟수는 45건, 응급실 방문 횟수는 27건 감소했다고 한다. 의료 비용 또한 한 환자 당 약 2,150달러(한화 약 280만 원)정도가 감소한 것으로 나타났다.

그 외에도 체내에 직접 작용하는 약물이 아니기 때문에 부작용 가능성이 낮고, 또한 행동 중재Behavior Intervention를 중심으로 치료하므로 생활 습관이나 행동을 개선하는 근본적인 치료가 가능할 것이라는 기대도 높다.

　의료 산업 관점에서는 기존 의약품에 비해 신약의 개발 기간이나 비용이 적게 든다는 것도 장점이다. 신약 개발의 경우 비용은 평균 3조 원, 기간은 평균 15년 정도 소모된다고 알려져 있다. 원가 규모가 정해지지 않고 다양하여 개발 비용 전체를 측정하는 기준도 서로 다르고, 임상 단계마다 실패할 가능성이 높아 비용 및 기간이 평균보다 높은 경우도 빈번하다. 반면 디지털 치료기기는 체계적이고 임상적으로 검증되어 개발된 임상 진료 지침과 표준 임상 경로에 따라 설계된다. 또한, 개발 비용이 기존 신약보다 상대적으로 적게 소요되며(평균 100억 원~200억 원), 임상 단계 대신 인공 지능과 빅데이터 기술을 적용하기 때문에 개발되는 기간이 약 3.5년~5년 정도 더 짧다는 것이 장점이다.

약 대신 치료기기를 처방받다

| 레드필 숨튼, 모닝워크 S200 |

　앞서 언급했듯이 디지털 치료제는 그 효과를 입증하여 당국의 심사를 통과하고, 보통 의사의 처방을 통해 적용되는 소프트웨어 의료기기다. 즉 하드웨어와 같은 특정 장비에 의존하지 않는 소프트웨어만으로 이뤄진 의료기기이기 때문에, 헬스케어 기능이 있는 웨어러블 기기와는 성격이 다르다. 예를 들어서 라이프시맨틱스LifeSemantics의 '레드필 숨튼Redpill Breath'은 만성 폐쇄성 폐질환 환자를 위한 디지털 치료제로, 해당 소프트웨어를 웨어러블 기기나 스마트폰에 다운받아 산소 포화도나 심장 박동수 등을 측정하고 운동 처방을 내려준다. 이러한 소프트웨어가 당국의 심사를 통과하고 의사의 처방을 통해 적용되면 디지털 치료제로 분류된다. 반면 의료로봇 기업인 큐렉소CUREXO에서 나온 '모닝워크 S200'은 보행 능력 재활을 돕는 의료기기로 식약처의 허가를 받았다. 이 경우 하드웨어 기기에 의존하여 재활 치료를 진행하게 되므로 디지털 치료기기로 분류하지는 않는다.

그렇다면 디지털 치료기기는 구체적으로 어떻게 활용될까? 환자의 상황에 따라서 다양하게 사용될 수 있는 디지털 치료기기는 크게 세 가지 유형으로 구분된다. 첫 번째는 독립형으로, 다른 약물의 개입 없이 독립적으로 질병을 치료하도록 설계된 것이다. 이는 기존 치료제를 대체하면서 단독으로 사용할 수 있고, 또 다른 치료와 병행하면서도 사용 가능하다. 두 번째로 증강형이다. 기존 약리학적 치료 요법과 병용하여 치료 효과를 강화하기 위해 만들어진 치료기기로, 일반적으로 당뇨병과 같은 만성 질환의 치료 효과 향상을 지원한다. 세 번째로 보완형이 있는데 기존 치료법을 보완하도록 설계된 디지털 방식으로, 치료 약물과 함께 건강 상태를 관리·개선하며 질병의 중요 요인인 비만, 고혈압 등과 관련된 행동 패턴 및 생활 습관을 관리한다. 예를 들어 불면증에 수면제를 복용하는 것이 독립적으로 불면증을 해결하는 방식이라면, 따뜻한 우유를 먹

제품의 목적	1. 건강 관리	2. 질병의 관리/예방	3. 다른 의약품의 최적화	4. 질병 치료
제품의 유효성, 위해도, 사용 목적 등에 대한 주장	규제기관 재량 (항상 규제받는 것은 아님)	제3자의 검증이 필요하며 규제기관의 규제를 받음		
질병과 관련된 제품의 주장 범위	질병에 관련한 유효성 주장은 허용되지 않음	낮음~중간의 위해도 (예시:질병의 진행 속도를 늦춰줌)	중간~높은 위해도 (예시:기존 약제의 유효성을 높여줌)	중간~높은 위해도 (예시:질병 치료 등 의학적인 유효성)
임상적인 근거	임상시험이 필요하며 지속적인 근거의 창출이 필요			
구매 방식	환자가 직접 구매 (DTC) (의사 처방 필요 X)	일반의약품(over-the-counter) 혹은 의사 처방 필요		의사 처방 필요
다른 약제와의 관계	독립적으로 사용 or 다른 약제 간접 지원	단독 투여 or 병용 투여	병용 투여	단독 투여 or 병용 투여

디지털 치료제의 4가지 용도

고 편안해지면서 잠이 오도록 하는 것은 증강·보완적인 방식이라고 할 수 있다.

또한 기존의 의약품이 일반 약국에서 파는 일반의약품, 가령 타이레놀 같은 것이 있고 꼭 의사가 처방을 해야 하는 항생제가 있는 것처럼 디지털 치료제도 그 목적에 따라 몇 가지 종류로 나뉜다. 디지털치료기기연합회DTx Alliance에서는 1차 용도로 크게 4가지로 구분했는데, 보통 디지털 치료기기는 의사 처방이 필요하지만 사용 목적에 따라서는 처방 없이도 사용이 가능하다.

첫 번째는 건강기능식품과 비슷한 단순 건강 관리용으로, 의사 처방 없이 구매 가능하지만 질병 치료에 대한 인증을 받은 것은 아니다. 두 번째는 질병 관리와 예방용으로, 의약품 범주에 들어가므로 독립적인 임상 연구를 통해 유효성이나 안정성을 입증해야 하고 FDA나 식약처 인증도 필요하다. 세 번째는 다른 의약품의 최적화를 위한 것이다. 상호 보완적 효과를 위해서 다른 의약품과 병용할 수 있다. 마지막으로 반드시 의사 처방이 필요하며, 규제기관의 인허가를 받아야 하는 질병 치료용이다. 이는 의학적인 유효성을 주장할 수 있다.

해외에서는 이미 FDA 인증을 받은 디지털 치료제가 실제로 의사 처방용부터 일상까지 다양하게 사용되고 있다. 앞으로 사회에 필요한 사람들에게 널리 보급되고 손쉽게 사용할 수 있도록 안전성이 보장된 치료제가 많아질 것으로 기대된다.

이미 시작된 디지털 의료 세상

│ 리셋, 핑안하오이셩 │

전 세계적으로 봤을 때 현재 미국이 세계에서 가장 큰 디지털 치료기기 시장을 형성하고 있다. 2017년에 미국을 포함한 9개국이 글로벌 DTA 협회를 정식으로 출범했고, 특히 페어 테라퓨틱스의 리셋은 무작위 임상시험Randomized Controlled Trials, RCT을 통해 외래 상담 치료와 병행했을 때 치료 효과가 22.7%나 향상된 것을 보여 주며 전 세계적으로 많은 관심을 모았다.

미국 모바일 의료 상담 서비스인 테라독스Teladoc의 고객 증가 추이를 살펴보면 14년도에 천만 명이 채 안 되었는데 19년도에는 5천만 명을 넘어섰다.

중국은 의료진의 수가 부족하고 의료보험 적자도 심각하여 의료 시장의 문제점이 지적되고 있다. 중국 최대 모바일 의료 플랫폼 기업인 핑안하오이셩平安好医生은 2018년 2월 기준 플랫폼 사용자 수가 2억 명을 돌파했고, 하루 평균 상담 수가 153만 건을 넘는다. 핑안하오이셩에서는 온라인 상담을 통해 인공지능 의사가 빠르게 환자의 병력을 구조화하여 편하게 서비스를 이용할 수 있도록 하고, 무엇보다 병원에 가지 않고도 집에서 진료를 받을 수 있는 일대일 건강 관리 서비스를 제공하고 있다. 이러한 AI와 빅데이터 기반의 의료 서비스가 기존의 의료 시장이 가지고 있던 문제점을 해결하고 있고, 모바일 의료 서비스의 규모는 앞으로도 점점 커질 것으로 보인다.

일본에서는 의료 스타트업 큐어 앱Cure App에서 세계 최초로 개발된 니코틴 중독 치료용 디지털 치료제를 선보였다. 아시아권에서는 유일하게 디지털 치료기기를 자국에서 직접 개발하여 정식 인허가를 받은 사례다. 또한 최초로 디지털 치료제에 보험 급여를 적용하기도 했다. 일본 내 기업들을 중심으로 디지털 치료기기 도입을 위한 움직임이 활발해지고 있는 추세로 보인다.

이처럼 전 세계에서 디지털 치료제 개발에 뛰어들고 있는 기업들이 늘어나고, 또 많은 기업이 개발에 투자하면서 점차 시장을 확

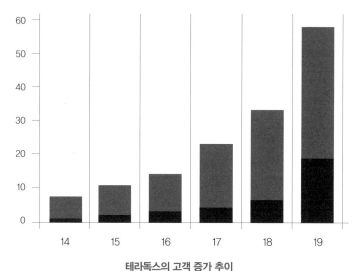

테라독스의 고객 증가 추이
검정 : 무료 고객   파랑 : 유료 월정액 고객 / 단위 : 백만 명

장해 나가고 있다. 미국 시장조사 기관인 '얼라이드마켓리서치' 보고서에 따르면 글로벌 시장이 연평균 20.6%씩 성장하여 2030년에는 235억 달러(한화 약 30조) 규모의 시장으로 확대될 것으로 보았다. 특히 기존에 치료 방법이 없던 분야에서 디지털 치료제가 새로운 방안이 될 것이라는 기대감도 대두된다. 디지털 치료제의 개발과 활용 범위가 넓은 만큼, 지속적인 연구가 이어지고 효과성을 입증한다면 지금보다 훨씬 대중적으로 쓰이는 단계로 빠르게 성장해 나갈 수 있을 것이다.

2장.

따뜻한 치료제가 온다, 디지털 치료제

1.
마음 점검이
필요한 이유

요즘 유행하는 성격의 세계

| MBTI |

코로나19 이후로 술자리가 줄어들고 '홈술'과 '혼술' 문화가 확산되면서 와인 판매량이 상당히 늘어났다고 한다. 주로 바깥보다는 집에서 술을 마시고, 사람들과 떠들썩하게 마시기보다 혼자 술을 마시는 사람들이 늘어나면서 점점 더 와인을 찾기 시작했다는 것이다. 확실히 '막걸리'라고 하면 다 같이 노동 후 떠들썩하게 마시

는 술이라는 이미지가 있는데, 와인은 적적하게 혼자 마시는 맛이 있다.

예전에는 술자리에 모이면 '부어라 마셔라' 하며 폭탄주를 만들어 돌리는 분위기였지만 지금은 회식 자체도 많이 줄어드는 추세인 듯하다. 물론 코로나19의 영향도 있고 사람들의 성향 자체도 집단성보다는 개인성을 더 추구하는 쪽으로 변화하고 있다. 아마 그래서 와인의 인기가 높아지고 있는 게 아닐까? 여럿이 먹더라도 각자 다른 개인의 취향으로 감상하고 즐기는 것이 와인이라는 술의 특징이니 말이다.

사실 우리 한국 사회는 예전부터 공동체 문화가 발달해 있던 나라다. 서로 조금만 친해지면 나이를 묻고 '언니, 형, 동생' 사이가 되며, 서로의 사적인 영역에 대해서도 서슴없이 질문하거나 조언하는 등 허물이 없고 경계가 없는 경우가 많았다. 콩 한 쪽도 나누어 먹어야 하고, 공동체의 이익을 위해서 협력해야 하고, 공동체에 원활히 스며들어야 사회 생활을 잘하는 사람이라고 여겼다. 물론 그것이 한국의 '정'이 될 수도 있지만, 한편으로는 마음을 쉽게 드러내면 상처로 돌아오는 일도 생긴다. 사랑이 많은 만큼 상처도 많은 것이 우리 국민들이다.

최근에는 집단보다 좀 더 개인에게 집중하는 경향이 강해지고 있는 듯하다. 특히 코로나19를 겪으면서 공동체 활동이 어려워지고 단절되기 시작하며 각자 '나'를 들여다보는 시간이 늘어났다. 그리고 '나'를 살펴볼 수 있는 하나의 도구로 MBTI가 큰 인기를 끌기도 했다. 요즘에는 자기 소개를 할 때 자연스럽게 MBTI를 포함해서 소개하기도 하고, 심지어 입사 지원서에도 MBTI를 적는 경우가 있다고 한다. 사실 인터넷에서 쉽게 접할 수 있는 MBTI 테스트는 대부분 전문적인 근거는 없지만, 그럼에도 자신의 성향을 간편하게 체크해 보고 파악할 수 있다 보니 많은 사람이 쉽게 접근하고 놀이처럼 즐기기도 했다.

갑자기 MBTI가 이렇게 크게 유행한 이유는 두 가지 정도가 있다. 첫 번째는 인간의 자기 이해 욕구 때문이다. 인간은 기본적으로 내가 어떤 사람인지 알고 싶어 하고 규정짓고 싶어 한다. 그래서 심지어는 별자리나 혈액형으로 사람의 성격을 규정하기도 했는데, 이는 오래전 과거에도 마찬가지였다. 손자병법에선 '지피지기'면 '백전불태'라고 했으며 고대 그리스 델포이 아폴론 신전의 현관 기둥에는 '너 자신을 알라'라는 문구가 새겨져 있을 만큼 과거에도 자신을 아는 것은 중요한 일로 여겨져 왔다. 그러므로 MBTI를 비롯해 여러 성격 검사와 심리 검사로 자신에 대해 탐구하고 싶어 하는 것은 자연스러운 일이다. 두 번째는 모든 것이 불확실한 시대에서 개인의 신뢰감을 획득하기 위한 것으로 볼 수 있다. 자신을 특정 유형의 정체성으로 규정지은 뒤, 해당 유형이 갖고 있는 라이프 스타일을 동조하고 추종함으로써 정체성의 불확실성과 불안이 경감될 수 있기 때문이다.

다만 MBTI와 같은 성격 유형 검사는 나와 타인을 이해하는 작은 실마리로만 참고해야 하며 자신이나 다른 사람을 유형화해서 맹신

하지 않도록 주의해야 한다. 심리 검사는 면담, 행동 관찰, 전문가적 해석 등이 함께 이루어져야 정확한 평가라고 할 수 있기 때문에 인터넷에서 검사한 결과만으로 유형을 확정할 수는 없다. 즉 MBTI로 나를 규명하고 믿어버리는 것보다는 내가 가지고 있는 기질에 대해 이해하고, 주변 사람들에 대해서도 이해할 수 있는 도구로써 활용하는 것을 권장한다.

이처럼 자신에 대해 객관적인 지표로 들여다보고 진단하는 도구로 디지털 치료기기를 활용할 수 있다. 특히 검사 결과를 전문가를 통해 좀 더 종합적으로 받아보고 싶은 경우 디지털 헬스로 진단하고 솔루션을 얻을 수 있다. 꼭 병원이나 상담 센터에 가지 않더라도 앱을 통해서 간편하게 자신의 상태를 자가 진단해 볼 수 있는 것이다. 내가 어떤 사람이며, 어떤 상황에서 불편함을 느끼는지, 어떨 때 우울을 느끼는지 간단하게 진단해 보고 필요하다면 의학적으로 믿을 만한 처방을 받는 것도 도움이 될 것이다.

그렇다면 나의 심리 상태를 자가 진단해 보는 것이 꼭 필요할까? 새해가 되면 신년 운세를 궁금해하면서 사주나 점을 보러 가는 사람들이 많다. 우리나라에서는 사람들이 심리 상담에 익숙하지 않아서 상담 대신에 사주나 점을 보며 속으로 앓고 있는 부분을 해소하려는 경향이 있다고 하는데, 일면 그런 부분도 없지 않은 듯하다. 누군가 내 마음을 들여다보는 것처럼 알아주고 이해해 주는 걸 통해서 내 감정을 스스로 인정하거나 위로를 받기도 하는 것이다. 특히 요즘에는 팬데믹이 길어지면서 지금까지 느껴보지 못했던 우울감이나 답답함을 느끼는 사람들이 많다. 대수롭지 않게 생각하고 넘어갈 수도 있지만, 평소와 다른 이상 징후를 느낀다면 적어도 자신의 상태를 정확하게 이해하고 있는 것이 좋다.

성경을 보면 결혼하는 신부와 10명의 들러리 친구들 이야기가 나온다. 이 10명 중에서 5명은 지혜로운 여인이지만 5명은 지혜롭지 못한 여인이다. 이스라엘에서는 결혼식을 하면 신랑이 늦게 도착하기 때문에, 들러리들은 모두 밤늦게도 등을 밝힐 수 있는 기름을 준비해야 한다. 5명의 여인은 기름을 미리 준비해 놨고, 나머지 5명은 신랑이 올 때쯤 준비해야겠다고 생각하다가 10명 모두 잠이 든다. 어느덧 신랑이 도착해서 밤중에 등을 켜고 식을 치르는데, 미리 기름을 준비한 5명은 바로 결혼식에 참여하지만 기름을 준비하지 않은 5명은 등을 켜지 못해 우왕좌왕한다. 결국 그제서야 기름을 사러 간 사이에 신랑과 신부는 이미 떠나 버렸다. 결혼식이라는 중요한 행사에 초대는 받았지만 준비가 되지 않아 참여하지 못하게 된 것이다.

이처럼 언제든지 쓸 수 있는 에너지를 평소에 미리 채워 두고 준비해 두는 것은 무척 중요하다. 내면에 에너지를 가지고 있지 않은 사람은 어떤 일이 닥쳤을 때 쉽게 좌절하거나 힘이 빠져 주저앉아 버리기 쉽다.

코로나 시국이 끝나면 여행을 가기 위해서 지금 미리 자금을 모아두는 것처럼, 내 마음이 어려운 시기가 오기 전에 힘을 채워 두고 에너지를 비축해 두면 언젠가 꺼내서 나를 단단하게 지킬 수 있다.

평소 자신의 마음 건강을 들여다보고 관리해 오던 사람들은 자신이 힘들다는 사실을 금방 알아차린다. 감기 초기에 약을 먹고 푹 자면 몸이 개운해지는 것처럼, 스스로 자신의 어려움을 자각해야 병을 건강하게 치유할 수 있다.

내 마음을 들여다볼 수 있는 도구

| 무드미터 |

스트레스를 받으면 꼭 몸이 아픈 사람들이 있다. 특정한 원인이 없는데도 머리가 아프거나 소화가 안 된다고 괴로워하곤 한다. 이는 대개 정신적인 괴로움이 누적되어 신체화 증상으로 나타나는 경우다. 즉 정신적으로 스트레스를 받는데 그것이 몸의 질병으로 이어지는 것이다. 그런데 본인은 그만큼 스트레스를 받고 있는 줄 모르거나 원인을 알아채지 못해서, 이유 모를 증상으로 힘들어하면서도 두통약과 소화제를 먹으며 버티기도 한다.

세계 3대 영적 스승 중 한 명으로 꼽히는 에크하르트 톨레Eckhart Tolle는 그의 저서 《지금 이 순간을 잡아라The power of now》에서 "감정은 마음에 대한 몸의 반응이다"라고 했다. 실제로 내 감정 상태를 알기 어려울 때 감정을 파악하기 위한 자가 진단의 방법 중 하나는 내 몸을 관찰해 보는 것이다. 목이나 어깨가 긴장되어 있거나, 심장이 빨리 뛰고 몸에 열이 오르는 것 같다면 불편한 감정을 느끼고 있다는 증거일 가능성이 크다.

자신의 감정을 살펴볼 수 있는 또 한 가지 방법으로, 감정 목록을 쭉 열거하여 그중에 내 감정과 가까운 것을 찾아보는 것도 있다. 시험으로 비유하면 주관식보다 객관식이 더 풀기 쉽게 느껴지는 것처럼, 감정 목록에서 선택해 보는 방법은 내 감정을 명료하게 지각하는 데 도움이 된다. 시중에 판매하는 감정 카드를 활용해도 되고, 《감정의 발견》의 저자인 마크 브래킷Marc Brackett이 제시한 앱 무드미터MOOD METER도 좋은 도구다. 무드미터는 인간이 경험하는 여러 감정을 색, 언어 등 시각적으로 정리해 감정에 대한 핵심 정보를 한눈에 이해하는 데 도움이 된다. 감정을 측정하고 내 감정에 이름을 붙여 보면 지금 내가 느끼는 감정을 조금 더 쉽게 파악할 수 있으며, 이를 표현하거나 혹은 조절할 수 있다.

자신의 내면을 들여다보는 것은 매우 중요한 일이다. 꺼내지 않으면 그것은 쭉 음지에 머물게 되기 때문이다. 음지에 머물다 보면 결국 언젠가는 곪아 터지게 된다. 밖으로 드러내고 고민하기 시작해야 방법을 찾을 수 있고 주변의 도움도 받을 수 있는 것이다. 사람들은 생각보다 자신이 힘들고 우울하다는 것을 쉽게 자각하지 못한다. 설령 그렇게 느끼더라도 '다른 사람들도 다 이 정도는 우울할 텐데', '이만큼 안 힘든 사람이 어딨겠어' 하며 감정을 묻어 버리는 경우도 많다. 결국 정신적으로 오랫동안 우울증을 안고 살면서 극단적으로 일상생활에 어려움을 겪는 상황까지 처하기도 한다. 그래서 객관적으로 자신의 마음 상태를 진단해 보고 그것을 직면하면서 치유 방법들을 찾아가는 것이 중요하다.

이는 개인에게도 물론이지만 사회 생활을 할 때도 마찬가지다. 정신적으로 건강하지 못하면 조직 내에서도 대인관계에 어려움을 겪을 수 있고, 부서나 회사뿐 아니라 사회에서도 원활하게 생활하기 어려울 수 있기 때문에 감정과 상태를 미리 알아보고 대비할 수 있다면 도움이 될 것이다.

사실 심리 상담이라고 하면 아직도 정신적으로 큰 문제를 지니고 있는 사람들만이 치료를 받는 것으로 여기는 인식이 많지만, 꼭 그런 것은 아니다. 오히려 '인간이기에' 해야 하는 필수적인 경험이라고 할 수 있다. 어떻게 하면 나의 강점을 찾을 수 있을지, 진로를 어느 방향으로 잡아야 할지, 배우자와 덜 다투면서 살려면 어떻게 해야 할지 등 일상적이고 누구나 고민하는 내용으로도 상담을 통해 도움을 받을 수 있기 때문이다.

몸이 아프더라도 가장 중요한 것은 그 원인을 찾는 것이다. 나는 왜 다른 사람과 관계를 맺을 때 비슷한 패턴으로 자주 실패하는지, 주로 어떤 상황에서 내가 상처를 받고 마음의 벽을 견고하게 세우는지, 왜 항상 나를 고통스럽게 하는 사람들에게 끌리는지, 일상에서 느끼는 감정적인 어려움을 천천히 들여다보면서 그 뿌리를 들여다보면 감정이 어디에서 출발하여 나에게 어떻게 스며들어 있었는지 알게 된다. 원인을 찾는 것만으로도 똑같은 상황에 놓였을 때 훨씬 더 편안한 일상생활을 할 수 있게 되기 때문에, 마음 건강을 들여다보는 것은 누구에게나 필요하고 도움이 될 수 있다.

때로는 마음의 병도 만성적이라서 불편함이나 고통을 내 삶의 일부처럼 느끼며 살아가고 있을지도 모른다. 어떨 때는 지금 내가 느끼는 마음이 슬픔인지, 불안인지, 일시적인 스트레스인지 짐작하기 어렵다. 배가 아프거나 머리가 아플 때 결국 병원에서 정확한 검사와 진단을 받아 봐야 아는 것처럼, 마음 건강도 진단이 필요하다.

특히나 상처가 많은 사회일수록 누구나 자신의 감정을 마주하고 꺼내어 고민할 수 있는 쉽고 가까운 기회들이 필요하다. 감정적으로 고립되고 소외된 사람들을 소통과 치유의 장으로 이끌기 위해서는 그 과정이 일상적으로 가까운 곳에서 이루어질 수 있어야 한다. 누구나 스마트폰을 사용하고 있는 시대인 만큼, 디지털 치료제는 디지털을 기반으로 누구나 자신의 마음을 들여다보고, 치유에 참여하며, 또 필요하다면 언제든 전문가의 도움을 받을 수 있도록 할 수 있는 하나의 솔루션이다. 평소 우리의 마음 건강을 관리하고 예방하는 측면에서 보조적인 도움을 줄 수 있을 뿐 아니라, 필요할 때 언제든지 자가 진단을 해 보고 내게 맞는 프로그램을 찾아 활용하여 직접 내 몸을 움직이는 것은 나의 동력을 유지하고 치유하려는 의지 자체에도 큰 도움이 될 것이다.

100세 시대를 맞이한 만큼 오래 사는 것도 중요하지만 몸과 마음을 건강하게 유지할 수 있어야 그 삶이 더욱 행복해질 수 있다. 언제든 꺼내 쓸 수 있는 건강한 에너지를 비축할 수 있도록 다른 무엇보다도 나 자신의 목소리에 귀를 기울이는 것이 중요하다.

마음 치유의 벽을 부수다

유엔무역개발회의UNCTAD에서는 작년 7월 2일, 스위스 제네바에서 열린 무역개발 이사회 폐막 회의에서 우리나라를 선진국 그룹에 포함하기로 했다. 개도국에서 선진국으로의 변경은 1964년 유엔무역개발회의 설립 이래 한국이 처음이다. 선진국이라고 하면 흔히 후진국이나 개발도상국과 비교했을 때 경제적으로 성장한 나라를 뜻한다고 생각하기 쉽지만 그게 전부는 아니다. 선진국의 기준은 경제뿐 아니라 행복, 웰빙, 사회, 문화 등을 모두 포괄해서 평가해 결정하게 된다. 경제적으로 보자면 오일머니로 부유한 중동 국가를 선진국이라고는 부르지 않는 것도 이러한 이유 때문이다.

그렇다면 우리나라는 정말 선진국의 기준에 들어선 걸까? 2021년 세계행복보고서를 살펴보면, 한국의 국민행복지수는 OECD 37개국 가운데 35위로 거의 최하위다. 노인 빈곤율도 높고, 어린이들의 정서적 행복 지수도 최하위권에 있다. 신체 건강이나 경제 성장에 있어서는 상위권에 있지만, 정서적으로 결코 행복하지는 않다는 것이다. 잘 알려져 있듯이 자살률 역시 높다. 선진국 반열에 들었다고는 하지만, 우리는 정말 행복한가에 대해서 사회적으로 깊게 고민해 볼 필요가 있다.

자신의 삶이 불행하다는 생각은 누구나 한번쯤 해 봤을 것이다. 2019년에 엠브레인 트렌드모니터에서 만 19~59세 성인 남녀 1,000명을 대상으로 조사한 결과 남성은 71.2%, 여성은 81.6%

가 자신의 삶이 불행하다고 생각해 본 적이 있다고 답했다. 특히 연령별로는 30대가 80.4%로 가장 많았으며 50대가 78%, 20대 74.8%, 40대가 72.4%로 그 뒤를 이었다. 전반적으로 상당히 높은 비율이다.

문제는 자신이 느끼는 불행을 처리하는 방법을 모른다는 것이다. 정신적으로 힘들고 고통을 받고 있으면서도 전문가의 도움을 받아 치유를 시도하는 것조차 꺼리거나 망설이게 되는 사회적 인식이 깊게 박혀 있다. 실제로 정신 건강에 대한 한국 사회의 인식을 조사해보면, 많은 사람이 '아프면 아프다고 말할 줄 아는 용기가 필요하다'는 점에 대해 인식하고 있었지만 여전히 '우리 사회는 심리적 고통이나 증상을 겪는 사람을 차별하는 경향이 있으며', '정신 질환을 앓고 있다는 사실만으로 한국 사회에서 살아남기 어렵다'는 답변도 절반이 넘었다.

우리 사회에서는 여전히 '마음의 병'을 숨겨야 한다는 생각이 강하다. 자칫하면 일종의 '낙인'이 찍힌다고 느끼기 때문이다. 그래서 정신 질환이 있으면 병원에 가 봐야 한다는 것을 알면서도 쉽게 발걸음을 떼기 어려워하는 현상이 나타난다. 실제로 국내 정신 건강 서비스 이용률은 2015년 기준 15.0%로 미국(39.2%), 뉴질랜드(38.9%), 호주(34.7%) 등과 비교해 보면 절반에도 채 미치지 못한다.

더 중요한 것은 국내 환자들은 문제가 발생한 후 평균 84주가 지나서야 정신 보건 서비스를 이용하는 것으로 확인됐다는 점이다. 이는 미국(52주)이나 영국(30주) 등 주요 선진국과 비교하면 치료 시기가 최대 3배 가까이 늦어지는 것이다.

자신의 마음을 들여다보고 적절한 도움을 받는 것은 이 시대 우리에게 꼭 필요한 일이다. 특히 비대면 의료의 확산은 상담을 통한 정신 관리에 오히려 효과적일 수 있다. 서비스 이용에 심리적 장벽을 가졌던 사람들도 부담없이 이용할 수 있기 때문이다. 자가 진단의 도구로써 디지털 치료제가 누구나 손을 뻗으면 닿을 만큼 아주 가까운 곳에 있다면 필요한 사람들이 좀 더 쉽고 빠르게 적절한 도움을 받을 수 있을 것이라고 본다. 디지털 헬스는 더 많이 보급될수록 저렴해지고, 더 많은 사람이 편리하게 사용할 수 있게 된다. 이러한 정신 건강 체크나 관리가 제도화되고 문화화된다면 심리 치료에 대한 접근성도 높아지고, 부담도 줄어들지 않을까 싶다.

2.
기계가 코로나 블루도
치료할 수 있나요?

의지대로 되지 않는 우울증

최근 우연히 들른 한 식당의 음식이 너무 맛있었다. 계산하고 나가는 길에 너무 맛있게 잘 먹었다고 절로 칭찬을 건넸는데, 사장님의 표정은 썩 밝지 않았다. 음식이 맛있어도 사람들이 잘 오지 않아 고민이라고 한다. 맛도 중요하지만 요즘에는 인테리어나 플레이팅이 예뻐야 사람들의 관심을 끌 수 있는데, 그런 트렌디한 감각을 갖추는 것은 음식과는 또 다른 영역이라 수월치가 않다는 것이다.

무슨 말씀인지 금세 이해가 갔다. 요즘엔 오히려 맛이 좋지 않아도 SNS에 걸맞는 '감성'을 보여 줄 수 있는 곳에 사람들이 모여든다.

물론 그런 현상이 나쁘다고는 할 수 없을 것이다. 확실히 예쁜 장소를 즐기고 음식의 시각적인 요소를 만끽하는 것이 우리에게 기쁨이 되는 순간들이 많으니 말이다. 하지만 한편으로는 사람들이 보이는 것에만 지나치게 치중하게 된 경향이 늘어난 것도 사실인 듯하다. 요즘은 SNS를 지나치다시피 많이 하는 세상이다. 행복한 순간의 기록을 남긴다는 순기능도 있지만, 때로는 보여 주고자 하는 욕구가 과해서 SNS를 위해 추억을 만드는 주객전도의 상황이 펼쳐지기도 한다.

그런데 최근 우리나라뿐 아니라 중국, 러시아, 베트남 같은 신흥국에서 점차 신생 소비가 늘어나는 현상이 나타나고 있다. 경제적인 능력에 비해 무리해서라도 명품으로 치장하고 SNS에 올려 자랑을 한다. SNS에 올릴 만한 과시적인 아이템을 사기 위해서 점심은 삼각김밥을 먹는 식으로 개인의 삶 속에서 양극화 현상이 나타나기도 한다. 이처럼 나를 유독 화려하게 꾸며 드러내려고 하는 이유가 뭘까? 명품 소비와 같은 행위가 자신의 품격이나 신분 상승을 가장 쉽고 즉각적으로 보여 줄 수 있는 방법이기 때문일 것이다. 덕분에 SNS를 보면 모두가 풍요롭고 한없이 행복해 보인다.

문제는 이렇게 과시적으로 쌓아 올린 만족감은 그만큼 금방 사그라든다는 점이다. 자기 존재 자체에 충분한 가치를 느끼고 긍정하는 감정인 자존감에 대한 사람들의 관심이 높아지고 있는 것도 이

때문일 것이다. 그래서인지 요즘에는 새로운 형태의 우울증을 겪는 사람들이 많아지고 있다. 예전에는 주로 내향적인 우울, 어려운 환경이나 피폐한 내면의 결핍에 대한 우울이 많았다면 요즘은 회피하거나 비교하는 행위로 인한 사회적인 우울 현상이 많이 나타난다. 즉 최근의 우울은 자신의 내면보다 타인과 관련되어 있다. 팬데믹으로 인한 경기 침체를 비롯해 모두가 어렵다 보니, 나에게 생기는 일을 남의 탓으로 돌리려는 경향이 나타난다. 내가 바라는 내 모습의 기대치를 충족시키지 못했을 때의 억울함과 분노를 외부로 표출하고 그 괴리감이 우울로 돌아오는 것이다.

우울증에 대한 많은 오해 중 하나가 '우울증은 의지로 극복할 수 있다'는 것이다. 하지만 감기나 염증이 생겼을 때 낫고 싶다는 마음만으로는 해결할 수 없는 것처럼, 우울증을 이겨내는 데에도 전문가의 도움이 필요하다. 그런데 이때 많은 사람들이 헷갈리는 감정이 '우울한 느낌'이 드는 것과 '우울증'이다. 이 두 가지는 다른 것이다. 날씨가 우중충할 때, 오늘따라 일이 마음처럼 풀리지 않을 때, 울적한 노래를 들을 때 누구나 우울감을 느낄 수 있다. 하지만 이 우울감에 갇혀서 내 의지대로 털어버릴 수 없고, 그러한 정신적 상태가 일상생활까지 방해하는 상황이 지속되고 있다면 그것은 '우울증'으로 봐야 한다.

우울한 기분이 드는 것과 우울증을 구별하지 못하는 경우 스스로도 자신의 우울증을 알아차리지 못할 때가 많다. 특히 우리 사회에서 우울증은 자주 언급되는 반면 의지가 부족해서 이겨내지 못하는 것처럼 가볍게 여겨지는 경향이 있다. '겨우 그런 일로 우울해?', '그 정도는 이겨낼 수 있어야지' 하고 다른 사람의 감정을 간단하게 일반화하거나, 상대방의 우울을 오히려 타박하는 일도 적지 않다. 누구나 때로 우울했던 적이 있기 때문에 다른 사람의 우울감에 대해서 '난 이렇게 간단하게 극복했는데, 넌 왜 못해?'라는 위험한 접근을 하기 쉬운 탓이다. 하지만 내 감정의 종류나 정당성에 대해서 제일 잘 알고, 또 가장 힘든 것은 자신이기 때문에 그런 대화를 지속하기보다는 나에게 도움을 줄 수 있는 사람을 찾아가는 것이 좋다.

우울증은 특히 낮은 자존감과 동반되는 경우가 많다. 우울증이나 낮은 자존감은 자신에 대한 부정적인 생각과 정서에서 시작된다는 공통점이 있기 때문이다. 감정 때문에 마음이 힘들다면 자신을 긍정적으로 이해해 주고 인정해 줄 수 있는 공감적 대인관계를 만드는 것이 필요하다. 이런 관계를 맺어야 내가 소중하고 존중받을 만한 사람이라는 인식을 확장시킬 수 있게 된다.

보건복지부 정신 건강 실태조사에 따르면 우울증 등의 기분 장애가 있는 사람 중 상당수는 '정신 질환이 없다고 생각(68.1%)'하거나 '스스로 해결할 수 있다고 생각(75.9%)'하고 있다고 한다. 대부분 질환의 심각성을 인지하지 못하고 있는 셈이다. 이때 자신의 우울 상태를 진단해 보고 객관적으로 살펴볼 필요가 있다. 예를 들어 디지털 헬스 앱을 통해서 우울증의 정도를 체크해 볼 수 있다. '평소에는 아무렇지도 않던 일들이 괴롭고 귀찮게 느껴졌다', '먹고 싶지 않고 식욕이 없다', '어느 누가 도와주더라도 나의 울적한 기분을 떨쳐낼 수 없을 것

같다' 등 자가 진단 항목에 있는 상태가 최근의 나에게 얼마나 자주 나타났는지에 따라 객관적으로 자신의 감정을 돌아볼 수 있다.

정신 건강 관리의 중요성에도 불구하고, 정신 치료에 대한 선입견과 같은 이유로 한국에서 정신 건강 서비스의 활용은 매우 낮은 수준이다. 우울증 환자의 15%만이 병원을 찾을 정도로 정신 건강 치료에 대한 심리적, 물리적 장벽이 높으며, 정신 건강 분야의 전문 인력 역시 OECD 가입국의 최하위 수준에 그치고 있다. 비단 우울증만이 아니더라도 일상에서 겪는 우울감, 좌절감 등을 다루기 위해서 디지털 헬스를 활용하는 것은 좋은 방법이 될 것이다.

누구나 겪을 수 있는 감정, 코로나 블루

이제 마스크 없이 외출하는 건 상상할 수 없는 일상이 이어지고 있다. 마스크 없이 산책하고, 떠들썩하게 친구들을 만나고, 북적이는 곳에서 먹고 떠들며 축제를 즐기기도 하는 가장 평범한 일상이 뒤흔들리면서 모두가 많은 변화를 겪고 있을 것이다. 특히나 20, 30대 청년들의 정신 건강이 우려되고 있다는 조사 결과들이 나온다. 보건복지부에서 조사한 '코로나19 국민 정신 건강 실태조사'의 2021년 1분기 결과에 따르면 20, 30대의 우울 점수가 타 연령대 대비하여 가장 높게 나타났다.

우리나라 최고의 국민 MC인 유재석도 무명 시절에 하루하루가

연령대별 우울 평균 점수

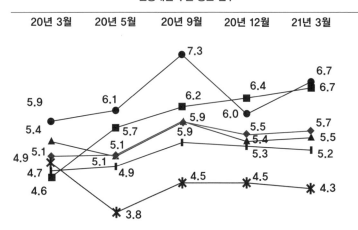

연령대별 우울 위험군

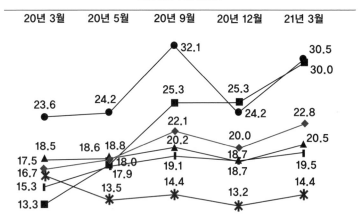

코로나19 국민 정신 건강 실태조사
출처 : 보건복지부

힘들었던 감정을 방송을 통해 고백한 바 있다. 개그맨이 되긴 했는데 일이 없어서, 자기 전에는 늘 '내일 뭐하지?'라는 생각을 했다고 말이다. 그때의 마음을 담아 무한도전 가요제에 〈말하는 대로〉라는 노래가 나왔고, '나 스무살 적에 하루를 견디고 불안한 잠자리에 누울 때면 내일 뭐하지 내일 뭐하지 걱정을 했지'로 시작하는 가사에 공감하는 청년들이 많았을 것이다. 아마 요즘 청년들이 느끼고 있는 마음이 이와 다르지 않을 것 같다.

경제적 상황이 나빠지면서 학자금 대출을 갚지 못하거나 대출을 받는 규모가 늘어나고 있다고 한다. 가뜩이나 어려웠던 취업이 더 힘들어지면서 일자리를 찾지 못한 청년들의 좌절감도 높아지고 있다. 그 탓에 무력감을 넘어 무망감hopelessness을 느끼고 있는 청년층도 늘어나고 있는 것으로 보인다. 무망감은 내일도 다르지 않을 것이라는 미래에 대한 막막함, 무력하고 내 힘으로 아무것도 바꿀 수 없다고 느끼는 감정을 말한다. 즉 단순히 내가 처한 상황 자체가 힘든 것이 아니라, 나의 노력과 의지에도 앞으로의 미래는 달라지지 않을 것이라는 좌절감에서 비롯되는 감정이다. 미래에는 좋은 일 없이 나쁜 일만 가득할 것이라는 생각이 드는 동시에, 이 상황에서 나는 무력하고 아무것도 바꿀 수 없을 것 같다는 마음이 든다. 실제로 우울증을 겪고 있는 환자들이 자살을 생각하고 시도하는 것을 예측하는 요인 중 하나도 이러한 무망감이다.

코로나19로 인해서 사람들은 오랫동안 이런 감정을 느낄 수밖에 없었다. '나도 감염되지 않을까' 하는 불안감 외에도 외부 활동을 자제하고 실내에 머무르면서 생기는 답답함, 작은 증상에도 코로나가 아닐까 걱정하는 두려움, 활동 제약이 계속되면서 느끼는 무기력증, 감염병 관련 정보와 뉴스에 대한 과도한 집착, 주변 사람들에 대한 경계심 증가, 과학적으로 증명되지 않은 민간요법에 대한 맹신 등 일명 '코로나 블루'라고 할 수 있는 증상을 겪는 사람들이 많았다.

특히 청년층의 경우 이제 막 대학생이 된 새내기 신입생들은 꿈꾸던 캠퍼스 생활을 누리지 못하게 되었고, 직장의 근무 환경이 비대면 위주로 바뀌면서 오히려 일과 휴식의 경계가 무너지기도 했다. 해외 여행 등의 개인적인 재충전 기회가 사라지고 자기 개발 등의 커리어를 키우는 데에도 차질이 생기는 경우가 많아졌다. 당연했던 일상이 무너지면서 미래에 대한 긍정적인 기대감은 줄어들었다. 가까운 사람들과 정서적 교류의 기회가 줄어드는 반면 온라인에 노출되는 비중이 늘어나면서 마음이 공허해지고 타인과 자신을 비교하며 자존감이 낮아지는 문제도 생기고 있다. 이로 인해 코로나 블루라 일컫는 우울감뿐 아니라 불면증, 공황 등의 증상을 겪기도 한다.

그러나 불안감이 꼭 나쁜 것만도 아니다. 불안감은 인간이라면 누구나 느끼는 감정이며, 위험한 상황일 때 재빨리 대처할 수 있도록 하는 반드시 필요한 감정이다. 하지만 이런 감정이 필요한 상황 외에도 만성적으로 과도하게 나타나는 경우에는 일상생활의 불편으로 이어지기 때문에 문제가 된다.

실제로 코로나19와 관련된 최전선에서 일하는 의료진이나 환자, 가족들을 만나보면 심각한 우울감과 고통을 호소하는 경우가 많다.

의료진의 경우 근무 환경 자체가 너무 열악한 것에 대한 어려움뿐 아니라, 집에서 어린아이를 양육하는 경우에는 혹시 근무지에서 집으로 바이러스를 옮기지 않을까 하는 스트레스와 불안도 적지 않다. 실제로 코로나에 걸렸던 환자들 역시 걸리지 않았던 사람들보다 감염 후 몇 달 동안 우울증을 진단받을 확률이 39% 정도 높았다고 한다. 또한 스트레스와 적응장애로 진단받을 확률은 38%, 수면장애의 확률은 41%가량 높았다. 물론 중증 환자들이나 가족을 잃은 사람들에게도 커다란 상처가 남았다. 무엇보다 가족이 세상을 떠나는 그 순간에도 곁에서 함께하지 못하고, 장례식도 제대로 치르지 못하는 상황을 겪은 이들의 마음은 어떤 말로도 다 표현할 수 없을 것이다.

다만 코로나 블루는 이러한 당사자들뿐 아니라 평소 정신적으로 건강했던 사람들도, 코로나19에 감염된 사례가 없는 사람들도 누구나 겪을 수 있는 감정이다. 한번 무기력해지거나 불안해지다 보면 끝없이 그 감정에 함몰되어 버릴 수 있다. 익숙했던 일상의 루틴을 잃고 나를 챙기는 시간이 줄어들면서 감정적으로 무기력해지고 건강한 리듬이 깨질 수 있는 건 당연한 일이기 때문이다. 나약하거나 의지가 부족해서 생기는 일이 아니므로 스스로를 탓하지 말고, 주변 가까운 사람들의 도움을 받는 것이 좋다. 내 영혼을 채워 줄 수 있는 가까운 사람들과의 정서적 교류는 정신 건강에 가장 좋은 약이다.

적당한 운동을 통해 기분 전환을 하는 것도 좋고, 혼자서 차분히 책을 읽거나 차를 마시며 마음을 편안히 가라앉히는 활동을 하는 것도 도움이 되지만 가까운 사람들이 곁에서 지켜봐 주는 것이 무엇보다 마음을 단단하게 해 준다. "내가 곁에 있어. 힘들 때 언제든 연락해." 우리가 혼자가 아니라는 걸 알 수 있는 것만으로도 큰 힘이 된다. 더불어 이렇게 생각해 보면 어떨까? 처음부터 모든 게 다 잘될 수는 없다. 불안하고 걱정되는 것은 당연하며 실패를 통해서도 배울 점이 있다. 머물지 않고 나아간다면 반드시 더 좋은 순간들이 올 것이다.

한국심리학회에서는 일상 회복 프로젝트의 일환으로 일상 회복 안내서를 만들어 국민 건강을 위해 배포하기도 했다. 나 자신을 돌보기 위한 방법, 그리고 우리와 공동체를 돌보는 방법을 제안한 안내서다. 일단 내 마음을 천천히 들여다본다. 막막하고 암담하거나, 작은 일에도 예민해지면서 화가 나거나, 지치고 무기력한 마음이 느껴진다면 더 객관적으로 마음을 들여다보기 위해 간단한 심리 검사를 통해 나의 우울이나 불안 정도를 평가해 볼 수 있도록 했다. 천천히 깊게 호흡하고, 일상을 점검해 보고, 또 일상 리듬을 회복하는 간단한 솔루션을 제공하는 동시에 전문가와 상담이 필요한 사람들을 위한 기관들도 소개했다.

스마트폰으로 받는 우울증 솔루션

| 마음 나무, 셀프테라피 프로그램 |

경기연구원에서 코로나19로 인한 국민 정신 건강 실태조사를 한

결과, 응답자 절반(49.6%)이 코로나19로 인한 심리적 고통을 완화하기 위한 심리 정신 지원 서비스가 필요하다고 응답했다. 자가 심리 관리 프로그램에 대한 요구가 가장 많았으며 개별 심리 상담, 신체 활동 프로그램 순으로 이어졌다. 실제로 최근 코로나 블루를 디지털 치료제로 예방·관리하기 위한 개발이 본격화되고 있다는 소식이 들린다.

우울증을 겪는 사람들에게는 부정적인 경험으로 인해 형성된 사고방식, 그리고 가치관의 변화가 필요하다. 마음이 우울할수록 우리의 생각은 부정적인 방향으로 흐르기 마련이다. 반대로 기분이 전환되는 활동을 통해서 부정적인 정서가 완화되고 긍정적인 방향으로 새로운 사고와 신념이 만들어질 수 있다. 그래서 우울한 기분을 떨쳐내는 좋은 방법 중에 하나는 몸을 움직이는 것이다. 우울증은 기존에 주로 약물 치료를 적용했지만, 꾸준한 약물 치료를 해도 재발이 잦은 질환 중에 하나다. 그래서 약물 치료만으로는 한계가 있고, 규칙적인 생활 습관이나 수면 관리가 재발 방지에 있어서 매우 중요한 요소다. 디지털 치료제도 우울증 환자들의 사고방식이나 행동 변화를 이끌어 내면서 기존의 약물 치료와는 다른 방식의 치료를 구현하게 될 것이다.

심리적, 정신적인 질환을 치료하는 과정에서 중요한 부분은 의사를 만나는 시간이 아니라 일상생활이다. 의사와 대면하여 치료를 진행하는 시간은 그 사람의 일상에서 아주 짧은 부분에 지나지 않는다. 나머지 일상생활에서 효과가 있느냐가 핵심인데, 디지털 치료제는 바로 이 부분을 메워 줄 수 있다는 점에서 가장 중요한 역할을 하는 셈이다.

내가 월든디티Walden DT에서 본격적인 심리 치료를 위해 출시했던 '마음 나무'라는 앱도 디지털 헬스 플랫폼으로, 우울증을 비롯한 정신 건강 치료를 위해 개발한 것이다. 코로나19로 인한 비대면 문화가 일상화되고, 방역 조치가 해제되더라도 이미 새로운 시스템으로 정착한 비대면 문화가 어느 정도 지속될 것으로 보이는 와중에 정서적 교류가 필요한 심리 상담을 어떤 형태로 변화시킬 것인지 많은 고민을 했다. 이후 디지털 헬스가 더 많은 사람을 도와줄 수 있겠다는 생각이 들어 앱을 개발하게 되었다.

이 앱을 통해 현실적으로 병원이나 기관에 가기 어려울 때, 또 내 마음의 병을 아무에게도 보여 주고 싶지 않을 때, 경제적인 이유 등의 어떤 제약으로 상담을 받기 어려울 때 누구나 쉽게 내 마음을 진단하고 간단한 솔루션을 받을 수 있도록 했다. 자신의 상황을 객관적으로 진단해 보고 자가 테라피를 시도해 볼 수 있으며, 또 정말 고민되는 상황에서는 언제든 상담사와 연결할 수도 있다. 의사나 심리 상담사, 그리고 환자와 내담자들을 연결해 주는 플랫폼인 셈이다.

오랜 임상과 상담을 통해 한국 사회, 한국인이 가장 관심을 갖는 분야들을 의학적으로 검증된 평가 도구를 통해 자가 진단을 해 볼 수 있게 했다. 우울, 스트레스, 불안, 공황장애, 트라우마, 분노, 중독, 자살 예방, ADHD, 경도인지장애, 암 환자 자기 관리, 아동발달장애, 이렇게 12개 분야에서 테스트할 수 있다. 이에 따라 5단계

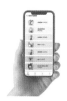

언제.
어디서나.
손쉽고
간편한. 스마트 자가진단

스마트폰 앱을 통해 별도의 방문없이 언제 어디서나 손쉽고 자유롭게
자가진단 가능

의학적으로 검증된 평가도구를 통해
즉시 확인 가능한 진단결과

10개 분야 254문항
(각 분야별 10~20 문항 / 소요시간 약 10~15분 소요)

오랜 임상과 상담을 통해
한국사회, 한국인이
가장 관심을 갖는 정신건강,
12분야 선정

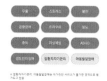

검증된 연구결과 기반으로 증상별 맞춤 솔루션 제공

진단결과 세분화(기존 3단계에서 5단계로)를 통해 증상 및 질환별 맞춤 솔루션 제공

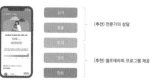

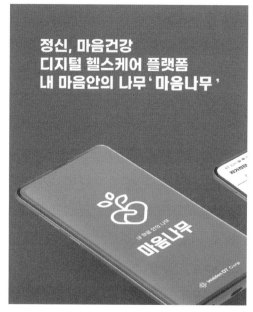

편리하게 심리 치료를 이용할 수 있게 해 주는 앱, 마음 나무

로 결과를 세분화하여 의학적으로 검증된 증상별 맞춤 솔루션을 제공한다. 정상 단계부터 경미한 단계, 주의 단계까지는 셀프테라피 프로그램을 제공하고 중증이나 심각 단계에서는 전문가와 상담을 권한다. 셀프테라피 프로그램은 마음 건강에 도움이 되는 명화, 음악, 운동 등 다양한 요법의 콘텐츠를 담았다.

미혼모, 보호종료청소년 등에게도 무료로 앱 서비스를 제공하고 있다. 얼굴을 보고 직접 만나서 마음을 나누는 시간도 중요하지만, 치료사가 곁에 없을 때도 우울증이나 무력감, 불안감 등을 풀어낼 수 있는 든든한 하나의 '믿을 구석'이 되어 주었으면 한다.

불안감으로 잠이 오지 않는다면

| 솔리스트, 슬립피오 |

코로나19라는 바이러스에 대해서 파악하고 대응법을 찾기도 전에 오미크론 등의 변이가 이어지면서 불확실한 정보들이 확산되고 사회적인 불안이 더욱 가중되었다. 이 때문에 코로나19에 대한 불확실성과 위험성에 대한 공포가 가짜 뉴스나 악성 루머 등 자극적인 정보들을 통해 확산되는 일명 '인포데믹Infordemic' 현상도 나타났다. 인포데믹은 '정보'를 의미하는 'Information'과 '전염병'을 의미하는 'Epidemic'의 합성어다. 실제로 코로나19의 정보를 자주 찾는 사람들은 그렇지 않은 사람들보다 3배 이상 높은 불안을 경험하게 된

다고 한다. 그 정보가 정확한 사실이든 아니든 무비판적으로 수용하는 것은 우리의 불안감을 가중시키는 결과로 이어질 수 있다.

그런데 이와 같은 불안감이 커지면서 코로나 블루와 더불어 많은 사람들이 겪는 증상 중 하나가 불면증이다. 불면증은 적절한 환경과 잠잘 수 있는 조건이 준비되었는데도 2주 이상 제대로 잠을 이루지 못하는 것을 말한다. 보통 불면증은 약물이나 일상생활과 같은 생활 습관 요인, 소음과 조도 등의 환경적 요인, 호흡 관련 질환과 여러 통증 등의 신체적 요인, 우울과 스트레스 등의 심리적 요인에 의해 발생한다. 잠을 쉽게 못 이루거나 자주 깬다면 불면증의 원인을 밝히고 원인을 제거하는 것이 중요하다. 특히 오래 누워 있다고 좋은 게 아니라, 짧더라도 깊은 잠을 자는 것에 초점을 맞춘다면 숙면에 도움이 된다.

불면증에는 대표적으로 세 가지 증상이 나타난다. 잠들기가 어려운 입면 장애, 밤중에 자다가 눈이 떠지는 중도 각성, 또 깊게 자지 못하고 빨리 깨 버리는 조기 각성으로 나뉜다. 불면증을 치료할 때에도 환자별로 자신의 증상에 따라 다른 치료 방법을 적용하게 된다. 쾌적한 수면을 위해서는 일단 올바른 수면 습관이 필요하다. 이 밖에도 약물 치료, 인지행동치료, 이완 요법, 자극 조절법 등이 있다. 한편, 수면 일지를 적어 보면 수면의 문제점을 발견하는 데 참고가 될 수 있다. 수면 일지에는 잠자리에 드는 시간, 일어나는 시간, 카페인이 함유된 음료를 마신 횟수, 하루 동안의 운동량 등을 기록한다. 이때 애플리케이션, VR 등의 디지털 헬스기기를 활용하는 것이 규칙적인 생활 습관을 만들고 치료에 도움이 되는 방향으로 나아가는 데 도움이 될 수 있을 것이다.

미국의 페어 테라퓨틱스에서는 중독 치료 앱인 'reSET'에 이어 2020년 3월에 불면증 치료 앱인 '솜리스트Somryst'를 개발해 FDA로부터 허가를 받았다. 이후에는 미국에서 최고의 디지털 헬스 제품이라는 프릭스 갈리앙 상을 수상하기도 했다.

솜리스트는 인지행동치료를 앱에서 구현하는 방식을 사용하는데, 사용자에게 6주에서 9주간 맞춤 과제를 제시하고, 그 진행 상태에 대한 데이터를 실시간으로 의사에게 제공한다. 실제로 임상실험 결과, 불면증 환자들이 잠이 드는 시간을 45%가량 단축시켜 주고, 치료가 끝난 6~12개월 뒤에도 여전히 수면 개선의 효과가 있었다고 한다.

솜리스트와 함께 대표적인 불면증 디지털 치료제로 꼽히고 있는 또 하나의 앱은 실리콘밸리 스타트업인 빅헬스Big Health라는 회사에서 개발한 '슬립피오'다. 빅헬스의 CEO 피터 헤임즈Peter Hames는 슬립피오 개발에 자신의 불면증 경험을 녹였다. 슬립피오는 비디오 게임 형식을 취하고 있는데, 게임을 이끌어가는 애니메이션 테라피스트가 6주 동안 단계적으로 사용자가 잠을 잘 잘 수 있도록 도움을 준다. 이 앱은 영국 정부의 산하기관인 국민 보건 서비스National Health Service, NHS에서 약 1,200만 명에게 동시에 무료 배포하기도 했다.

또 국내 기업인 웰트WELT에서도 인지행동치료를 기반으로 개발한 '필로우Rx'라는 앱 형태의 디지털 치료제가 개발 마무리 단계까지 진행되어 확증 임상이 진행 중이다. 의사의 처방을 받아 사용하는 전문 의료 플랫폼으로, 수면제를 처방하기 전에 1차적으로 처방할 수 있다. 앱에서는 수면 패턴을 개선하기 위해서 수면 교육을 진행하거나 수면 습관, 시간 등을 설계해 준다.

기존에는 불면증 치료를 위해서 일반적으로 졸피뎀과 같은 경구 수면제가 주로 사용되었다. 하지만 이는 의존성이나 남용 등의 각종 부작용이 있을 수 있기 때문에 섭취에 주의를 요한다. 그래서 1차적으로는 상담사를 만나서 인지행동치료를 받는 것이 권장되는데, 인지행동치료는 실제로 수면제만큼 충분히 효과가 있지만 상담사를 직접 만나야 치료가 진행되기 때문에 시공간적 제약이 있을 수밖에 없다. 직접 상담사를 만나러 오기 어려운 사람들에게는 디지털 치료제가 좋은 대안이 될 수 있을 것이다. 솜리스트나 슬립피오와 같은 디지털 치료제 역시 상담사를 직접 대면하지는 않지만 마찬가지로 인지행동치료를 구현하고 있기 때문에 경구 수면제와 비슷한 수준으로 불면증을 개선할 수 있을 뿐만 아니라 앱으로 접근하므로 활용성이 높다. 무엇보다 디지털 치료제는 부작용이 거의 없고, 사용자가 이 앱을 사용하려는 의지만 있으면 충분한 효과가 있다는 사실 역시 입증되었기 때문에 앞으로 점차 경구 수면제의 대안이 될 수 있을 거라 기대된다.

다만 불면증 환자들의 경우 치료를 끝까지 마치지 못하는 이른바 이탈율이 높은 편이다. 디지털 치료제는 나와 가까이에서 돌봐 주고 도움을 주긴 하지만 치료받는 것까지 대신해 주지는 않는다. 당연한 말이지만 앱을 설치하는 것만으로 치료가 될 수는 없기 때문에, 문제를 해결하고자 하는 본인의 의지가 매우 중요하다.

둘도 없는 가상 친구

| 심심이, 이루다, 워봇 |

요즘에는 AI 스피커를 사용하는 사람들이 많아졌다. 오늘의 날씨, 시간, 등록해 놓은 스케줄 등의 정보를 전달해 줄 뿐만 아니라 기능에 따라 간단한 대화를 나눌 수도 있다. 물론 대부분의 경우 아직 정서적인 대화가 이루어진다고 볼 수는 없지만, 그럼에도 인공지능 AI 친구나 챗봇, 로봇 등의 기술 발전은 혼자 있어도 마치 친구나 반려동물과 함께 있는 것 같은 친근감을 주기도 한다.

로봇이 결코 할 수 없는 일로 사람과의 감정적인 교류와 공감 등을 꼽는다. 그렇다면 기술이 우리에게 따뜻한 위안이 되어 줄 수는 없는 걸까? '심심이' 같은 인공지능 대화 엔진이 처음 등장했을 무렵에는 아직 대화가 원활히 이루어질 만한 단계는 아니었음에도 사람들 사이에서 큰 인기를 누렸다. 인공지능 로봇과 대화한다는 것 자체가 다소 건조한 행위처럼 느껴질 수도 있지만, 사실 이런 대화 친구를 갖는 것에도 장점이 있다. 시간과 장소에 구애받지 않고 눈치 볼 일 없이 언제든 이야기할 수 있으며 신속하게 답변을 받을 수 있고, 또 어떤 속마음을 털어놓든 비밀이 유지된다는 점이다. AI는 대화하는 상대방에게 선입견이나 편견을 갖지 않아 편히 고민을 털어놓을 수 있기 때문에, 명쾌한 해결책을 제시하지는 못하더라도 그저 내 고민을 들어주는 대상이 있다는 것이 위안이 되어 정서적 고립감을 완화시켜 준다. 최근 심심이보다 훨씬 발전한 '이루다' 같은 AI 친구가 인기를 끌었던 것도 이와 같은 이유일 것이다.

이루다는 2020년 말에 딥러닝 알고리즘을 이용하여 가상 세계에서 만날 수 있는 인공지능 친구로 공개되었다가, 여러 가지 사회적 문제와 개인정보 유출 논란으로 인해 1차 서비스가 잠정 중단된 적이 있다. 해결되어야 하는 문제점도 많지만, AI 친구와 대화하는 것이 즐겁고 위안이 되었다는 긍정적인 후기와 서비스 중단에 대한 아쉬움을 남기는 사람들도 있었다. 학습된 인공지능이라는 사실을 알고 있음에도 아무도 곁에 없다고 느껴질 때 이야기할 수 있는 상대가 있다는 사실이 누군가에게는 위로가 되어줄 수 있다는 뜻일 것이다.

영화 〈그녀Her〉에서도 사람이 인공지능 챗봇과 사랑에 빠지는 내용이 나온다. 인공지능 사만다는 인간의 감정에 적절히 대응해 주는 음성 서비스일 뿐인데 주인공인 테오도르 톰블리는 그녀를 진심으로 사랑하게 된다. 물론 실체가 없는 사만다와 끝내 해피 엔딩에 이르지는 못하지만, 그럼에도 함께하는 시간 동안에 테오도르가 마음의 위안을 받고 행복해했던 것은 사실이다.

챗봇이 친구처럼 지지나 응원을 해 주었을 때 공감받는다고 느끼고 일상 스트레스가 경감되었다는 2017년 암스테르담대학의 연구 결과도 있다. 국내에서는 경도인지장애가 있는 독거 노인들을 대상으로 AI 돌봄 로봇 '효돌이'를 보급하여 식사와 약물 복용 시간을 알리고 긴급 상황에는 구조 신고를 하며 말벗이 되어 주기도 했다.

또 실리콘밸리에서 우울증을 개선하기 위해 개발한 심리 상담 챗봇인 워봇Woebot은 로봇 캐릭터가 등장하여 사용자와 대화를 나눈다. 사용자의 감정과 일상에 대해 질문하고 그 답변을 통해 사용자의 상태를 체크한다. 부정적인 생각을 줄이고 기분을 관리할 수 있는 방법을 가르쳐 주기도 한다. 워봇 연구진이 18~28세 연령의 70명을 대상으로 조사한 결과, 2주간 워봇을 활용한 사람들은 우울감과 불안감을 덜 느끼는 것으로 나타났다고 한다. 챗봇이 전문 상담사를 대신할 수는 없지만 상담사를 만나기 어려운 사람들에게 많은 도움이 되고 있다는 것이다.

미국 스탠퍼드대학 연구팀은 우울증과 불안 감소에 도움을 주는 AI 기반 헬스 플랫폼 유퍼Youper를 개발했다고 밝혔는데, 이를 4,500명 대상으로 관찰한 결과 사용한 지 2주 뒤부터 불안 증상 24%, 우울증이 19% 감소하는 효과가 있었다고 한다. 유퍼는 환자의 자가 진단표를 바탕으로 기분 상태를 확인하고, 또 그에 따른 기분 전환 방법이나 솔루션을 추천해 주기도 한다.

한편으로는 사람과 사람 간의 상호작용이 아닌 AI를 인간의 심리 영역에 활용하는 것이 거부감이 든다거나 비인간화를 촉진할 수 있다는 우려도 없지 않다. 물론 챗봇을 대상으로 마음을 털어 놓고 상담을 하는 것도 유의미한 효과가 있지만, 상담은 기본적으로 사람과 사람이 대면하여 소통하는 것이 가장 효과적이고 유리한 것도 사실이다. 심리 상담은 마음 속에 어려움이 닥친 내담자와, 전문적인 훈련을 통해 이를 돕고자 하는 상담자 사이에 일어나는 인간과 인간의 상호작용이다. 다른 사람과의 상호작용을 통해서 오히려 내가 몰랐던 내 모습, 나의 내면을 들여다 볼 수 있고 내가 가진 문제를 새로운 방법으로 개선해 나가는 데에도 도움을 받을 수 있는 과정이라고 할 수 있다. 이러한 대화 과정에서 언어적 소통은 물론이고 서로 마주했을 때 보이는 눈빛, 행동, 표정 등의 비언어적 소통도 상담자와 신뢰 관계를 형성하는 데에 도움이 된다.

그래서 보통 심리 상담은 대면으로 이루어진다. 더불어 가족 상담, 부부 상담이나 미술치료, 놀이치료, 역할극 등 내담자와 직접 대면해야 진행이 가능한 경우도 있다. 시간적인 여유가 있거나 거주지 주변 인프라 구축이 잘되어 있어 상담 센터 방문이 어렵지 않은 사람, 상담자와 비언어적 상호작용까지 긴밀하게 나누고 싶은 사람, 문자, 채팅, 화상 등 비대면 상담 방법이 익숙하지 않은 사람은 대면 상담이 적합할 수 있다.

하지만 요즘에는 비대면 상담에 대한 필요성을 느끼는 사람들도 늘고 있는 듯하다. 비대면 상담 플랫폼을 이용하여 심리 상담을 받는 사용자가 상당 비율 늘어났다는 기사를 종종 접하게 된다. 코로나19로 인해 어쩔 수 없이 비대면이 필요해진 면도 있지만, 직접 이동해서 낯선 공간에 가야 하는 대면 상담보다 쉽게 접근할 수 있다는 점이 이점으로 느껴지는 듯하다. 일부러 이동을 하지 않아도 내가 가장 익숙하고 편안한 장소에서 상담을 받을 수 있으며, 또 시간 약속을 잡지 않고 내가 원할 때 언제 어디서든 바로 상담을 요청할 수 있다는 것도 심리 상담에 대한 문턱을 낮춘다. 막상 상담을 받으려고 해도 당일까지 여전히 갈등하다가 결국 상담을 포기하는 경우도 있기 때문이다. 상담사의 선택이 비교적 쉽고, 대면 상담보다 가격이 저렴하다는 것도 특징이다.

이처럼 상담자와 대면하여 대화하는 것이 부담되는 경우, 출산, 투병, 육아, 간병 등 외출이 자유롭지 못한 경우, 시간과 거리에 제약이 있는 경우, 특정한 분야의 전문성을 가진 상담사를 찾는 경우, 대면 상담의 가격이 부담되는 경우는 비대면 상담이 적합한 대안이 될 수 있을 것이다.

인간은 기본적으로 소통과 대화가 필요한 존재다. 태어난 이후부터 부모를 비롯한 주변 사람들과 상호작용하면서 사회성을 키워가고, 서로의 감정을 표현하고 이야기하는 방법을 배워 간다. 사람은 누구나 내 이야기를 하고 싶고, 또 다른 사람의 경험을 듣고 싶은 욕구가 있기 때문에 사람들이 SNS를 하는 것도 어찌 보면 인간의 기본적인 욕구를 충족시키는 활동이라고 볼 수 있을 것이다. 가뜩이나 팬데믹이 사람들을 고립시키기 쉬운 시대에 와 있는 만큼, AI나 비대면 상담 플랫폼 등 우리가 사용할 수 있는 여러 기술을 통해 서로를 연결할 수 있다는 사실은 매우 중요하다. 물론 기술은 인간을 위한 기능적 도구로써 사용되어야 하기에, 윤리적으로 쓰는 방안에 대해서도 간과해서는 안 될 것이다.

3.
내 마음이
마음대로 되지 않을 때

왜 머리와 행동은 따로일까

새해는 무엇을 결심하기에 참 좋은 시기다. 특히 학교를 졸업한 성인들에게는 환경이 바뀔 만한 새로운 계기가 생길 기회가 적은데, 새해는 매년 꼬박꼬박 돌아와 지나간 일을 잊고 새롭게 출발할 수 있을 것 같은 희망찬 기분을 안겨 준다. 아마 대부분 새해에는 기존에 가지고 있었던 안 좋은 습관을 그만두겠다는 다짐을 해 봤을 것이다. 과식이나 야식을 끊는다든가, 과음을 줄인다든가, 담배를 끊는다든가 하는 식으로 말이다. 그리고 여러 차례 새해를 맞이하며 새로운 결심을 해 본 우리는 이제 알고 있다. 새해에 하는 결심이 그리 오래 가지 않는다는 것을.

다이어트를 하겠다고 오늘 오전에 마음을 먹었는데 저녁에는 치킨을 주문하고 있다. 머리로는 안 된다는 걸 알면서도, 치킨을 배부르게 먹고 나서야 자신의 의지가 약한 것을 탓하며 자책하고 만다. 그런데 우리가 머리로 결심하는 일을 행동으로 꾸준히 옮기기 어려운 것은 꼭 의지가 약하거나 끈기가 부족해서만은 아니다. 한번 몸에 밴 안 좋은 습관을 단번에 이겨낼 수 있는 사람은 많지 않다. 우리의 뇌는 원래 그렇게 만들어졌기 때문이다. 어떤 행동이 습관이 되면 그것은 의식이 아니라 무의식의 통제로 넘어가게 된다. 내가 그러려고 하지 않아도 몸이 저절로 그 행동을 수행하게 되는 것이다.

그리고 우리의 뇌는 의지에 따라 선택하기보다 습관적으로, 늘 하던 방식에 의존하는 식으로 진화했다. 변화를 거부하고 익숙한 쪽을 택하여 뇌의 에너지를 절약한다. 그러니 결심을 하고 다짐을 해도 내 의지대로 습관을 바꾸기 어려운 것은 사실 누구에게나 당연한 일이다.

하지만 그럼에도 반드시 끊고 고쳐야 하는 습관들이 있다. 특히나 끊지 않으면 안 된다는 걸 알면서도 술, 담배, 도박 등을 멈추지 못하는 것은 중독이 일종의 강박증에까지 이르렀기 때문이다. 강박적인 습관을 고치기 위해서는 전문가의 도움이 필요하다.

중독을 끊을 때 주로 사용되는 방법은 인지행동치료다. 인지행 동치료는 애초에 우울증 치료를 위해 고안되었으나 지금은 다양 한 정신건강의학 치료의 전반적인 영역에서 사용되고 있다. 고치 려고 하는 습관이나 행동을 변경하기 위해서 인지 변화를 촉진하 는 치료 방식으로, 쉽게 말해 담배를 끊고자 하는 사람이 있다면 '담배를 피우면 안 된다'는 의식과 목표를 명확하게 갖는 것을 통해 행동을 수정해 나가는 것이다. 특히 중독을 끊겠다는 결심을 실행 하기 위해서는 '체화된 인지embodied cognition'가 필요하다. 체화된 인 지는 머릿속에서 이루어지는 인식의 특징이 신체적인 행동과 밀접 한 관련이 있다고 보는 관점이다. 인지 과정이 뇌에서만 이루어지 는 게 아니라 우리의 신체와 환경, 주변 여건에서 통틀어 나타나는 것으로 본다.

인지는 즉 생각, 사고를 뜻하는 것이지만 이러한 인지 기능이 몸 의 영향을 받는다는 근거로 멕베스 부인 효과Lady Macbeth effect라는 것이 있다. 셰익스피어의 4대 비극 중 하나인 〈멕베스〉에는 권력에 대한 욕망으로 남편을 종용하여 무고한 국왕을 살해하고 왕위에 오 르게 만든 멕베스 부인이 손을 씻으면서 죄책감을 털어내는 장면이 나온다. 손을 씻는다고 해서 마음이 씻기는 것은 아니지만, 실제로 몸으로 하는 행동이 인지적인 효과로도 이어진다는 것이 과학적으 로 입증된 바 있다.

네덜란드 암스테르담대학 연구자들은 알코올 의존증 치료 과정 에서 한 그룹에게 흥미로운 행동 실험을 했다. 모니터 화면을 보다가 술병이나 술잔이 등장하면 의자 옆의 레버를 앞으로 밀쳐내라고 한 것이다. 이런 행동을 한 건 하루 15분씩 불과 나흘 동안이었지만, 퇴원하고 1년 뒤 알코올 의존증이 재발한 비율이 46%로 나타났으며, 이런 행동을 하지 않은 집단의 수치인 59%보다 훨씬 낮았다. 거부의 몸짓인 밀쳐내기가 술과 겹쳐지면서 무의식적으로 술을 거부하게 되는 것이다. 실제로 참여자 가운데 한 사람은 파티에서 목이 말라 콜라를 마시려고 냉장고 문을 열었다가 맥주만 잔뜩 있는 걸 보고 자신도 모르게 문을 세게 닫아 위기를 넘겼다는 에피소드를 전해 주기도 했다.

금연 결심보다 더 중요한 것

| 클리코틴 |

담배가 백해무익하다는 것을 모르는 사람은 없을 것이다. 그래서 계기가 있을 때마다 끊고자 노력하는 사람이 많다. 건강조사자료 통계에 따르면 매년 흡연자 4명 중에 1명 정도는 금연을 시도하려고 노력하고 있다고 한다. 그런데 대부분은 자신의 의지로 끊을 수 있다는 생각으로 시도했다가, 얼마 가지 않아 실패하는 경우가 상당수다.

담배를 끊기 어려운 것은 니코틴 때문이다. 담배를 피우면 니코틴의 약 25%가 혈액으로 흡수되어 15초 이내에 대뇌까지 도달한다. 니코틴을 흡입하는 것만으로도 도파민이 활성화되어 강력한 보상을 받는 느낌이 들고, 두 시간 정도가 지나면 다시 흡연 욕구를 느끼게 된다. 신체가 혈액 내에 니코틴의 적정 농도를 계속 유지하고 싶어 하기 때문이다. 이러한 과정이 강력한 중독을 유발하기 때문에, 사실상 흡연자의 의지만으로는 중독을 끊어내기 어려울 수밖에 없다. 금연을 시도하더라도 다양한 금단 증상이 나타난다. 대체로 졸림, 집중력 저하, 식욕 증가, 운동 능력 감소 등이다.

흡연은 비교적 흔히 접할 수 있는 행위이다 보니 '중독'이라는 단어가 다소 새삼스럽게 느껴질 수 있는데, 담배를 끊지 못하는 것 자체는 '니코틴 중독'이라기보다 '니코틴 의존'이라고 표현할 수 있다. 니코틴 중독은 정신적 의존증의 물질 중독substance addiction에 해당한다. 니코틴 중독의 여부는 흡연을 하루에 얼마나 하는지, 또 흡연 기간은 얼마나 되었는지, 흡연에 대한 태도는 어떠한지, 금연 시도와 방법은 어떠했는지 등의 내용을 포괄적으로 고려해 평가하게 된다. 보통 갈망, 내성, 금단 증상, 그리고 사회적·직업적 장애의 네 가지 요소가 나타나는 경우에는 중독으로 판단하게 된다. 물론 혈중 농도를 직접 측정하거나 소변 검사를 하는 식으로 니코틴 노출의 정도를 측정하는 방법도 있다.

니코틴에 대한 의존도가 높을수록 바로 금연을 하기 어렵기 때문에, 보통 외부에서 니코틴을 공급해 주는 패치나 금연 껌 등 보조제의 도움을 받게 된다. 해외 연구에서는 금연을 위해 약물치료를 병행하게 되면 성공률이 최대 6~7배는 오른다는 결과가 나오기도 했다. 자신의 의지만으로 금연하는 경우보다 금연 보조제나 치료제를 복용했을 때 6개월 이상 금연을 유지할 확률이 훨씬 높아진다는 것이다. 그래서 금연은 혼자서 시도하기보다는 전문적인 지원 서비스의 도움을 받는 것을 권장한다. 보건소나 금연 클리닉을 방문하면 전문 상담사와의 상담을 통해 자신에게 맞는 보조제를 추천받을 수 있다.

하지만 이러한 보조제를 이용한다고 해서 반드시 금연을 할 수 있는 것은 아니다. 금단 증상을 줄여 주는 것뿐, 당연히 본인의 의지가 반드시 있어야 하고, 특히 생활 속에서 금단 증상을 완화시키는 습관을 만들어가는 것도 중요하다. 이를테면 길고 천천히 심호흡을 하거나, 흡연이 생각날 수 있는 술자리는 피하고, 따뜻한 물로 샤워를 하는 것도 도움이 될 수 있다. 하지만 막상 생활 속에서 이러한 습관 변화를 하나하나 떠올리고 지키는 것은 어렵다. 병원에서 의사가 '식이요법을 하셔야 합니다', '30분 뒤에는 운동을 하세요' 등의 이야기를 한다고 해도 들을 때만 고개를 끄덕일 뿐 실천하기는 쉽지 않은 게 사실이다. 금연을 도와주는 일명 '금연 캠프'나 다양한 프로그램들이 운영되고 있지만, 역시나 마음은 있어도 신청을 하고 참여하기 위해 선뜻 시간을 내기는 어렵다.

최근 우리나라에서는 보건복지부에서 '금연길라잡이'라는 앱을 만들어 다양한 프로그램을 시행하고 있다. 금연 일수와 이를 통해 절약한 비용 등을 직관적으로 보여 주고, 매일 금연 일기를 업데이트하고 공유하며 사용자들끼리 서로 응원하기도 하고, 금단 증상이

심하게 느껴질 때는 상담사와 채팅으로 대화를 나눌 수 있다. 디지털 치료제로 인증된 앱은 아니지만 디지털 보조제의 맥락으로 실제 금연에 많은 도움이 되고 있다고 한다. 이러한 앱을 사용할 경우에는 금연 프로그램에 참여하기 위해 직접 이동해야 하는 시간을 벌어 줄 뿐만 아니라 내가 원하는 날, 원하는 시간부터 자유롭게 참여할 수 있다는 장점이 있다.

미국의 클릭 테라퓨틱스Click Therapeutics에서 개발한 금연 치료 앱 '클리코틴Clickotine'은 의사 처방 없이도 사용할 수 있는 치료제로 선보였는데, 임상에서 8주 동안 참가자 35%가 30일 이상 금연하는 데 성공했다고 한다. 미국 임상진료지침US Clinical Practice Guideline, USCPG의 필수 기능을 제공하도록 설계하고 개입 구성 요소를 개인화하여 흡연자가 참여하도록 설계되어 있다.

금연 치료를 위한 디지털 치료제는 이를테면 담배를 억제하기 힘들고 우울할 때 바로 감정 일지를 써서 기록하거나, 정해진 시간에 '삐' 소리가 나면 운동을 하는 것이다. 이때 웨어러블 디바이스를 사용해 운동 내용이 기록되고, 그 기록이 바로 의사에게 전송된다. 혹은 그 결과를 보호자에게 전달할 수도 있다. 바로 곁에서 지켜보지 않아도 자녀가 부모님의 건강 상태나 금연 치료 진행 상황을 체크할 수 있다. 환자들이 수동적으로 숙제를 수행하는 데에서 더 나아가 능동적으로 생활 습관을 만들어 갈 수 있는 것이다. 생활 습관은 실제로 바꾸어 나가며 체득하기는 어렵다. 하지만 앱 등을 이용한 디지털 치료제는 의사와 상담하는 시간뿐 아니라 그 외에 일상 속에서 행동 변화를 이끌어 낼 수 있는 수단이 된다.

이처럼 의사의 지시가 머릿속을 스치고 사라지는 것이 아니라, 생활 습관 자체를 개선할 수 있도록 바로 곁에서 알람을 띄워 주거나 체크 리스트를 제공해 주는 디지털 치료제를 통해 사용자들은 보다 능동적으로 금연에 필요한 습관을 만들어 갈 수 있게 된다.

국민건강통계에 따르면 우리나라에서는 연령별로 봤을 때 40대의 흡연율이 26.3%로 가장 높고, 20~30대의 흡연율도 각각 24.4%, 25.5%로 높은 수준이다. 하지만 20~40대는 모바일에 익숙한 세대이기도 하므로 디지털 치료제를 활용할 수 있는 가능성도 그만큼 높다고 볼 수 있을 것이다.

한편 일본의 의료 스타트업 큐어 앱은 디지털 치료기기의 하나로 금연 치료용 앱을 개발해 선보였다. 이 앱은 이미 금연 치료용 의료기기 승인을 취득했고 일본에서 보험 혜택도 받을 수 있다. 환자가 병원에서 진료를 받은 뒤 약 대신 앱을 처방받아 금연 치료를 진행하는 것으로, 앱에서는 환자의 개별적인 생활 습관이나 건강 상태, 체중, 컨디션에 맞춰서 적절한 타이밍에 전문적인 조언을 해 준다. 이 앱의 지침에 따라서 담배를 피우고 싶은 욕구가 강해질 것 같은 시기에 심호흡을 한다든가, 운동을 한다든가, 기분에 대한 메모를 작성하는 식으로 금연을 유도하게 된다.

특히 실제 의사의 노하우나 의료 지식을 바탕으로 조언한다는 점이나, 환자 각각의 생활 습관과 컨디션에 따라 맞춤 조언을 해 준다는 점에서 사용자들의 신뢰도를 더욱 높여 준다. 지금까지의 금연 치료제는 단순히 니코틴 욕구를 점진적으로 줄여 주는 식으로 처방되었다면, 이러한 앱 치료는 환자의 평소 생활 습관이나 사고방식 자체에도 개입할 수 있다는 점에서 보다 지속적이라고 할 수 있다.

나쁜 습관을 끊는 것도 기술이다

| 큇질라, 리셋-O |

일상생활을 지속하기 어려울 만큼 게임에 과도하게 몰입하는 게임 중독 역시 하나의 행위 중독으로 구분된다. 게임 중독은 단순히 게임에만 과몰입하는 것이 아니라, 10명 중 9명이 우울증과 조울증, ADHD 등의 공존 질환을 가지고 있다는 연구 결과가 있다. 따라서 무조건 '게임 금지'를 통해 중독을 치료하는 것보다 원인을 찾으면서 절제해 나갈 수 있도록 하는 게 중요하다.

게임 중독과 같은 행위 중독 또한 물질 중독처럼 약물 치료나 인지행동치료 등을 이용한다. 인지행동치료의 최우선은 동기 강화 훈련이다. 과도한 게임 이용과 그로 인해 파생되는 문제점을 인식하고 변화하려는 의지와 동기를 부여하는 것이다. 게임을 진행하면서 중독과 관련된 증상 및 치료법, 건강 관리 방법에 대한 지식을 습득하고 중독 치료의 중요성을 이해하며 치료 의지를 다져 나가야 한다. 더불어 게임을 통한 주의 분산 훈련, 적절하고 조절 가능한 범위 안에서 게임을 이용하는 목표를 두고 훈련하는 행동 치료 등을 수행할 수 있다.

2021년에는 월든디티와 중국의 게임 전문 개발사 뮤조이가 양해 각서를 체결하고 ADHD와 게임 중독을 앓는 아동과 청소년을 위한 치료제를 개발하고 있다. 특히 게임 중독 치료용 게임은 우울성이나 공격성을 낮추고, 자기 조절 능력이 향상되는 데 도움이 되도록 개발될 예정이다.

또 게임 중독에 도움이 되는 앱 중에 하나인 퀏질라Quitzilla는 중독뿐 아니라 나쁜 습관을 고칠 수 있도록 도와주는 앱이다. 앱을 열면 "멈추고 싶은 중독이나 나쁜 습관은 무엇인가요?"라는 질문이 도착한다. 게임, 흡연, 또 지나친 TV 시청까지 알면서도 고치지 못하는 습관들을 체크할 수 있다. 고치려는 습관을 등록하고 나면 그 행동을 절제한 시간이나 그렇게 절약한 시간을 한눈에 알려 주기 때문에, 절제를 했다는 것에 대한 기쁨을 느끼면서 동기 부여가 될 수 있다. 나의 중독에 대해 추적·분석 및 관리하고 동시에 그 습관에 사용된 금액과 시간, 그리고 보상을 한눈에 보여줌으로써 나쁜 습관의 패턴을 줄이고 관리하는 데 도움이 되는 것이다. 절제를 하는 게 마냥 힘든 것이 아니라 오히려 그 과정을 통해 마음이 편안해지는 심리적인 인지행동치료 효과를 얻을 수 있다.

또, 사실 마약이 금지된 우리나라에서는 약물 중독을 앓고 있는 사람이 많지 않지만, 디지털 치료제가 공식적으로 인증받은 첫 사례이기도 했던 약물 중독 앱 '리셋'이라는 디지털 치료제는 미국에서 임상 시험과 FDA의 승인을 얻어 이용되고 있다. 2017년 9월에 FDA 인허가를 받았으니 최초의 디지털 치료제라고 할 수 있다.

리셋은 알콜, 코카인, 대마 등의 중독을 치료하기 위해 의사의 처방을 받아 사용되는 앱이다. 의사가 앱을 환자에게 처방하면 환자는 앱을 통해 충동 억제 훈련을 받는다. 보통 12주 동안 사용되고 중독을 완화하는 효과가 있다. 인지행동치료 방식을 사용하면서 내가 언제 약물을 사용하려고 하는지 상황을 정확히 파악하고 충동에 대한 대처법, 사고방식의 변화 등을 훈련한다. 실제로 기존의 약물 중독 치료를 받는 환자와 리셋을 함께 사용한 환자를 비교했을 때 리셋을 사용한 환자군의 치료 효과가 두 배 이상 높았다고 한다. 더불어 중독 치료의 경우 중도 하차하는 환자들이 많은데, 중도에 그만둔 환자의 비율도 리셋을 사용한 경우 훨씬 낮게 나타났다. 이후에 추가적으로 아편 중독에 대한 디지털 치료제인 '리셋-O^reSET-O'가 이어서 개발되어 FDA 인허가를 받기도 했다.

4.

트라우마도
디지털 기술이 잠재운다

고통의 순간을 기억하는 사람들

서울에서 '소통—치유전' 전시에 걸린 두 점의 그림이 큰 화제를 모은 바 있었다. 다소 경직된 듯 두 팔을 몸에 밀착하고 서 있는 고양이, 마찬가지로 자세의 움직임이 거의 없는 코끼리 그림이었다. 이 그림을 그린 사람은 라오 야오야오라는 중국 소녀다. 치료사로서 심리적으로 분석해 본다면, 이 그림은 사회적으로 환경과의 상호작용에서 어려움이 있어 보이며 주조색으로 사용된 회색 또한 우울감과 관련이 있다. 하지만 중국에서 코끼리는 복과 건강을 상징하고, 고양이는 생명과 신을 연결시켜 주는 존재이자 마력을 가진 상서로운 동물로 여겨진다. 이러한 동물로 표현한 것을 통해 현재의 어려움에서 긍정적인 미래로 나아가고자 하는 밝은 에너지도 살펴볼 수 있다. 이 소녀의 그림이 주는 긍정적인 메시지가 더 와닿는 이유는, 이 소녀 역시 과거에 심각한 트라우마를 겪었던 적이 있기 때문이다.

2008년에 중국 쓰촨성에서 큰 지진이 발생한 적이 있었다. 규모 8.0의 대지진으로 건물이 파괴되고 도로가 단절되며 한 도시가 완전히 마비됐고 사망자가 무려 6만 9천여 명에 이르렀다. 그때 매몰된 건물 사이에서 3일 만에 구사일생으로 구출된 중학생 여자아이가 바로 라오 야오야오다. 다행히 생명에는 지장이 없었지만 구출되는 과정에서 두 다리가 모두 절단되는 바람에 의족을 착용하고 생활하게 되었다. 충격적인 경험이었지만 이후 오채재단을 통해 열심히 그림을 그리며 미술대학에 진학했고, 대학 졸업 후에는 쓰촨성에서 디자이너로 활동하고 있다. 당시의 대지진을 겪고 성장한 아이들이 우리나라에서 그림 전시를 하기도 했는데, 전시가 끝날 때 야오야오가 자신의 작품을 내게 선물해줬던 일이 아직도 기억에 남는다. 한국에서도 그림을 전시한다면 홍대 거리에 갈 수 있겠다고 기뻐하는 청춘다운 모습에 나 역시 마음이 한결 가벼워졌다.

쓰촨성 대지진의 트라우마는 사람뿐 아니라 동물들에게도 마찬가지로 큰 트라우마를 남겼다. 당시 매몰된 돼지가 36일 만에 구출된 일이 있었는데, 잔해 속에서 빗물을 받아 먹으면서 생존할 수 있었다고 한다. 살이 너무 빠져서 돼지가 아니라 거의 염소처럼 보일 정도였다는데, 그럼에도 강인한 생명력으로 버텨 준 건 놀랍고 고마운 일이다. 기적 같은 일이라서 '희망의 돼지'라고 불리기도 했지만 이 돼지는 지진 이후 13년 동안 살아가면서 늘 고개를 숙이고 다니며 사람과 눈을 마주치지 않았고 또 번식력이 높은 동물인데도 불구하고 한 번도 임신을 하지 않았다. 다만 그 유전자를 남기기 위해서 2011년에 유전자 복제로 6마리 새끼가 태어난 바 있다. 13년 동안 많은 이에게 기적과 희망을 전해 준 돼지는 2021년 14살로 세상을 떠난 이후에도 수많은 중국인들에게 추모되었다.

세계적으로 이러한 사고나 재난을 겪는 사례가 이어지고 있다. 트라우마를 극복하고 사회 생활을 하기까지는 10년, 20년 이상이 걸리기도 한다. 그만큼 한 번의 커다란 충격이 이후의 삶에도 지속적으로 영향을 미치는 것이다. 평생 극복할 수 없는 것은 결코 아니다. 다만 상처를 인정해야 한다. 상처가 아물기도 전에 덮어버리는 것은 해결책이 될 수 없다.

아마 전 세계인이 9·11 테러 당시를 기억할 것이다. 많은 사람이 공포와 불안을 느꼈고, 특히 현장에서 살아남은 사람들은 트라우마로 인한 깊은 고통을 호소하기도 했다. 그 무렵에 우리나라에서도 대구 지하철 참사 사건으로 당사자뿐 아니라 국민들 모두 큰 충격을 받았다. 이후 10년이 지나도 집 밖으로 나가지 못한 사람이 있을 만큼 큰 정신적 고통을 안긴 사건이었으나, 당시에만 해도 우리나라에서는 트라우마라는 용어가 정식으로 등장하기 전이었다. 고통의 형체에 이름조차 붙어 있지 않아서 더 혼란스럽고 더 고통스러운 상황이었다.

나는 그때쯤 미국 학회장의 초청을 받아 9·11 테러 피해자들의 정신적 치료를 위한 현장에 가게 되었다. 그곳에서 피해자들과 그 가족들이 다시 일상으로 돌아와 평범한 삶을 영위할 수 있도록 정부에서 많은 노력을 기울이고 있다는 인상을 받았다. 특히 당시 미국에서 테러로 다치거나 충격을 받은 사람들은 병원에 입원해 신체적인 치료뿐 아니라 예술 치료를 함께 받았다. 시신 수습이 안 된 사람들을 위해 이름을 불러 주거나 기도를 하고, 일상으로 돌아갈 수 있도록 서로를 독려했다. 휠체어를 탄 채 그림도 그리고 특히 다친 사람들뿐 아니라 그 가족까지 함께 모여 상담을 하는 모습이 모두 서로를 정신적으로 지탱하고 의지하는 과정이었다. 그것이 한편으로 놀랍기도 하고 또 감동적이기도 했다.

동일본 대지진 때에도 이와 비슷한 사례를 만나볼 수 있었다. 일본 정부에서는 큰 충격을 받은 사람들을 위해서 그 엄청난 폐허 더미에 일본의 국보 그림을 가져다 놨다. 아트는 심리 치료 영역에서 인간의 심리를 이해하기 위한 평가 도구로 사용되기도 하지만, 또 인간의 심리를 치료하고 예방하는 역할을 하기도 한다. 가장 큰 절망이 내려앉은 곳에 다시 희망을 틔우기 위해 그곳에서 그림 그리기나 글쓰기 대회, 꽃꽂이 등을 하는 모습은 사람들의 상처에 어떻게 대처했는지 다시금 돌아보는 계기가 되었다.

이후 우리의 재난 상황에서도 이러한 치유의 과정을 적용하고 싶었다. 그래서 연평도 포격 사건 때에는 인천에 있는 한 찜질방에 피해자 주민들이 모두 모여 미술치료를 진행하기도 했다. 특히 마을이 불타는 모습을 눈앞에서 목격한 아이들은 굉장히 두렵고 초조해하고 있었다. 그때 아이들은 주로 불길이 무섭게 타오르는 모습을 그림으로 그려냈다. 머릿속에 강렬하게 각인된 모습을 홀로 두려워하거나 숨기기보다는 그림으로 드러내며 심리 안정 프로그램을 진행하다 보면 조금이나마 마음을 안정시키고 일상에 다시 건강한 뿌리를 내리는 데 도움이 된다.

이러한 큰 사건들은 예기치 못하게 찾아오고, 그 사람의 시간을 스치고 지나가는 것이 아니라 삶의 전반에 영향을 미칠 만큼 큰 상처를 남긴다. 사회적인 재난이 일어났을 때 소외되는 사람 없이 모두에게 신체적, 심리적으로 세심한 치유의 손길이 필요한 것이다. 하지만 트라우마는 치료하는 데에 오랜 시간이 걸릴 뿐만 아니라, 한번 그런 일을 겪고 나면 유사한 상황에서 또 그 순간이 재현되어 고통을 겪게 된다. 따라서 직간접적으로 피해를 입은 모두에게 신체적, 심리적으로 지속적인 도움이 필요하다.

기존의 치료제라면 한 명의 의사가 수백만 명의 환자와 길고 꾸준한 상담을 통해 치료를 진행하기 어렵겠지만, 디지털 치료제는 적용 범위가 매우 넓을 뿐만 아니라 모바일 앱을 다운로드받는 것만으로도 바로 사용할 수 있기 때문에 이처럼 큰 사건으로 인해 많은 사람이 동시다발적인 피해를 입었을 때 늦지 않게 필요한 도움을 받을 수 있다. 특히 현실적으로 일주일에 한 번씩 치료를 받으러 내원하는 것이 어려운 사람들도 있기 때문에 디지털 치료제의 적용은 누구에게나 심리적 치료의 장벽을 낮춰 주는 역할을 해 줄 수 있을 것으로 본다.

트라우마는 라틴어로 '큰 상처'라는 뜻에서 유래했다. 정신의학적으로는 '마음속 깊이 상처를 입힌 어떤 사건이나 상황'을 말한다. 사실 이제는 큰 재난을 겪었던 경우가 아니더라도 일반인들이 일상적인 상황에서 많이 쓰는 용어가 되었다. 누구에게나 크고 작은 트라우마가 있다는 것은 우리가 일상에서 많은 상처에 노출되었다는 의미이기도 하다. 자연재해나 화재, 전쟁, 전염병 등의 큰 사건 사고가 아니더라도 사랑하는 연인과의 이별, 부모님의 이혼이나 갈등, 실직, 한여름에 갑자기 탈수로 쓰러졌던 경험, 물놀이를 하다가 물에 빠졌던 일, 혹은 어릴 때 본 애니메이션의 충격적인 한 장면도 누군가에게 트라우마가 될 수 있다.

일상생활에서 상처를 받거나 상실감을 느끼게 되는 경우는 많지만, 트라우마는 그와는 조금 다른 증상으로 나타난다. 증상은 크게 세 가지 정도로 나눌 수 있는데, 첫째로는 과민 반응이다. 비슷한 상황이 나타났을 때 쉽게 놀라며 불안해하는 것이다. 둘째로 그 상황을 떨쳐내지 못하고 계속 머릿속에서 재경험하게 된다. 꿈이나 환각 등으로 나타나기도 한다. 셋째, 관련된 자극을 회피한다. 교통사고로 트라우마가 생긴 경우라면 운전을 못하게 되거나, 혹은 택시를 타는 것도 힘들어지는 식이다. 얼마나 크고 엄청난 사건을 겪

없는지와 상관없이, 사건의 크기보다는 이를 맞닥뜨렸을 때 느낀 개인의 감정이 트라우마의 여부를 결정하게 된다.

그런데 우리 사회에서는 트라우마에 대해 가볍게 넘어가려는 분위기가 지배적이다. "이제 다 잊어버려", "시간이 지나면 괜찮아질 거야"라는 말을 쉽게 건네는 것이다. 상처를 직면하기보다 빨리 덮고 일상으로 돌아오라는 위로는 오히려 당사자를 더 큰 고통으로 내몰 수 있다. 그렇다면 어떻게 해야 할까? 외상 후 스트레스 장애 PTSD로 진단된 환자들을 대상으로 6개월 이내에 적절한 심리 치료가 이루어진 경우 70% 이상이 트라우마를 극복하고 회복할 수 있었다고 한다. 하지만 그 기간 이내에 적절한 치료를 받지 못한 경우에는 수년 이상을 트라우마 증상으로 괴로워하는 사람들이 많았다. 트라우마를 겪었을 때 조급하게 잊어버리고 털어내려 혼자 애쓰기보다는 전문가를 통해 필요한 치료를 받는 것이 도움이 될 것이다.

또한 내 마음의 회복력을 길러야 한다. 상처와 고통을 극복하는 과정에서 우리는 성숙해진다. 다만 안 좋은 기억을 잊기 위해서 무리하게 자극적인 활동을 하거나 음주, 도박 등으로 주의를 돌리는 것은 일시적으로 잊을 수 있을지 모르지만 결국은 도움이 되지 않는다. 오히려 건강한 일상의 루틴으로 돌아와야 한다. 아침에 일어나서 식사를 하고, 친구들을 만나고, 적당한 운동과 산책을 하고 잠자리에 드는 보통의 일상으로 스스로를 챙기고 돌봐 주면서 마음의 회복력을 키워 주는 것이다.

전쟁 게임, 치료제로 변신하다

| 버추얼 이라크, 프리스피라 |

디지털 치료제는 앱이나 VR, 게임 등의 소프트웨어를 활용하여 질병 관리와 예방을 돕는다. VR 플랫폼을 기반으로 한 디지털 치료제도 다양하게 등장하고 있는데, VR은 'Virtual Reality'의 약자로 '가상 현실'을 의미한다. 즉 인공적인 기술로 만들어진 가상의 환경에서 실제와 같은 체험을 할 수 있도록 만든 기술이다.

VR은 최근 화두로 떠오르고 있는 메타버스의 핵심 기술일 뿐 아니라 다양한 방식으로 활용되고 있는데, 특히 성공적인 마케팅 사례로 꼽히는 것이 탐스TOMS 슈즈다. 탐스는 창사 이래로 '신발 한 켤레를 팔 때마다 제3세계 가난한 아이에게 신발 한 켤레를 기부한다'는 원포원 사업을 펼치고 있다. 12년간 누적 7,500만 켤레를 기부했지만 12년이 지나면서 이러한 스토리에 고객들은 흥미를 잃어 갔다. 그러자 탐스는 해결책으로 VR을 활용했다. 그동안은 소비자가 신발이 어떻게 기부되는지 알 수 없었지만 이제는 VR을 통해 신발을 기부하는 현장을 직접 볼 수 있고, 그러한 기부의 경험을 가상 현실을 통해 직접 느낄 수 있게 됐다. 기부가 된다는 것을 알기만 하는 것과 실감나게 보고 만질 수 있는 것은 전혀 다르기 때문에 이는 훌륭한 마케팅이었을 뿐 아니라 더 강력한 사회적 영향력으로도 이어졌다.

이와 같은 가상 현실은 앞으로 다양한 분야에서 활용될 것으로 보인다. 고령, 장애, 투병 등으로 거동이 불편하거나 이동이 자유롭지 못한 사람들에게 바깥 세상과 만나는 통로가 될 수 있기 때문이다. 특히 정신과 영역에서는 공포증이나 PTSD의 치료에 큰 도움이 되고 있다. PTSD는 특히 전쟁이나 테러, 자연재해, 교통사고, 화재, 타인이나 자신을 향한 폭력과 범죄 등의 심각한 외상을 겪은 뒤 공포감과 트라우마를 겪는 불안 장애를 말한다. 직접 경험하지 않더라도 목격한 사건이 자신에게 큰 충격을 주었다면 외상으로 정의한다.

보통 PTSD는 일정 시간이 지난 뒤에 발생하게 된다. 어떤 경우에는 30년이 넘어서 증상이 생기기도 한다. 전체 환자의 30% 정도는 치료받지 않아도 스스로 증상이 호전되지만, 나머지는 증상이 악화되거나 혹은 악화와 호전이 반복된다고 한다. 보통은 증상이 갑자기 발생했거나 짧게 지속된 경우, 발병 전에 상태가 좋았던 경우, 사회적 지지 체계가 좋은 경우, 다른 정신과 질환이 없는 경우는 예후가 좋다고 알려져 있다.

외상 후 겪는 어려움들은 사실 '치료'라는 말보다 '치유'라는 표현이 더 적절하다. 힘든 것을 없애는 것이 아니라 점차 회복하여 나아갈 수 있도록 돕는 것이기 때문이다. 치유 과정 중 먼저 가장 중요한 것은 '안전과 안정'이다. 안정화는 외상 후 경험하는 증상들에 대한 교육, 즉 이전과 달리 혼란스러운 현재의 내가 이상한 게 아니라 오히려 '비정상적인 위험 상황에 대한 정상적인 반응'임을 이해하는 것이 중요하다. 스스로 안정화하는 방법들로는 이완 기법, 심호흡 훈련, 호흡 명상, 안전하고 편안한 장면을 떠올리고 느끼는 인도된 이미지 등이 있다.

그밖에 보통 외상 후 스트레스 장애를 치료할 때 권고되는 방식이 몇 가지 있다. 인지행동치료, 탐색안전치료, 지속노출치료 등인데 노출 치료는 환자가 회피하는 트라우마를 반복적으로 노출시켜서 스트레스나 회피 반응을 줄이는 방식이다. 안전한 상황에서 트라우마에 지속적으로 노출시키는 것인데, 지금까지는 보통 상담사와 이야기를 주고받으면서 트라우마를 떠올리는 방식으로 진행되었다. 그러다 보니 환자 입장에서도 그 이야기를 떠올리고 설명하는 과정에서 거부감을 느낄 뿐 아니라 생생한 상황에 노출되는 것이 어려웠다.

그런데 이때 VR 즉 가상 현실을 이용하면 회피하려 했던 기억을 떠올리는 것에 두려움이 있거나 상황을 효과적으로 상상할 수 없는 사람들에게 도움이 된다. 가상 현실 속에서는 생생한 시각화가 가능해서 당시의 상황과 매우 유사한 체험을 할 수 있게 되기 때문이다. 시각적뿐만 아니라 청각, 촉각적으로도 경험할 수 있기 때문에 스스로 애써 기억을 떠올리지 않아도 유사한 상황 속으로 쉽게 들어갈 수 있게 되는 것이다. 똑같은 사고라고 해도 환자마다 유형이 다양하고, 상황에 대해 스트레스를 느끼는 정도도 각기 달라 VR 기술로 각 환자마다 가장 적절한 가상 환경을 만들어 주고 이로 인한 심리 치료가 더 효과적으로 이루어질 수 있을 것으로 본다.

이러한 치유 과정을 돕는 디지털 치료제 중에서 대표적으로 이미 20여 년 전인 2005년부터 미국 남가주대학 연구팀이 개발한 '버추얼 이라크'가 군인들을 치료하기 위한 목적으로 활용되기 시작했다. 실제 이라크와 비슷한 풍경이나 전투 상황을 가상 환경에 재연하고, 이를 VR로 체험하여 외상 후 스트레스 장애를 치료할 수 있게 한 것이다.

'버추얼 이라크'는 엑스박스의 유명한 전쟁 게임 '풀 스펙트럼 워리어Full Spectrum Warrior'의 개발 환경을 재사용해서 만들었다. 정신과 전문의이자 개발을 주도한 알버트 리조Albert Rizzo 박사는 이 게임을 보고 이라크의 풍경과 정말 똑같아서 놀랐다고 고백했고, 이 게임을 이용해 PTSD 치료를 할 수 있을 것이라 생각했다. 버추얼 이라크는 지속노출치료의 원리에 기반하여, 환자들을 트라우마 관련 기억에 지속적으로 노출시켜 점차 스트레스나 회피 반응을 감소시킨다. 트라우마를 생생하게 떠올릴수록 오히려 효과적인 치료를 할수 있다. 그래서 버추얼 이라크는 가상 현실을 이용해 당시의 환경과 상당히 유사한 상황을 제공한다.

실제 참전한 상황처럼 느낄 수 있도록 이라크 전장에서 마주할 법한 시가지, 검문소, 작은 마을, 사막 등을 구현했고, 또 그 상황에서 처할 법한 시나리오도 다양하게 펼쳐진다. 여기에 상담사가 직접 상황을 컨트롤하여 환자가 트라우마를 갖게 되었던 폭발이나 총격 등의 상황을 재현하기도 한다. 그리고 실제로 이러한 치료를 통해서 이라크전에 참전했던 PTSD 환자들의 불안감과 우울감이 상당히 개선되었다는 결과가 있다.

미국과 영국에서도 이미 이러한 게임이 디지털 치료제로서 공식 승인을 받으며 효과를 인정받고 있다. 외상 후 스트레스 장애를 치료하는 스마트폰 앱 '프리스피라Freespira'를 개발한 팔로 알토 헬스 사이언스의 데브라 라이젠탈Debra Reisenthel 대표는 "디지털 치료앱 프리스피라를 이용한 환자들의 경우 (공황 발작으로 인한) 응급실 방문 빈도가 줄어 치료 비용이 68% 절감된다는 걸 증명했다"고 말하기도 했다.

우리나라에서는 아직 허가된 디지털 치료제가 존재하지 않지만, 2021년 3월에 스튜디오코인에서 개발한 교통사고 외상 후 스트레스 장애를 위한 디지털 치료제가 전남대학교 병원 임상시험심사위원회의 승인을 받고 임상시험에 들어가기도 했다. 교통사고 후유증을 겪고 있는 환자의 사고 상황을 VR을 통해 그대로 재현하고, 특히 사용자의 몰입을 향상시키기 위해서 당시 탑승했던 차량의 종류부터 사고의 유형, 상황 등을 구체적으로 선택할 수 있게 했다. 무엇보다 사고를 실감나게 다시 체험하기 위해서 VR 콘텐츠 자체의 질을 높이는 데에도 많은 고민을 했다고 한다. 이처럼 환자의 경험과 가장 유사한 환경을 제공함으로써 보다 효과적으로 PTSD의 치료가 이루어질 수 있을 것으로 기대된다.

한편으로, 뜻밖에 우리가 잘 알고 있는 테트리스 게임이 트라우마나 PTSD에 도움을 준다는 연구 결과도 있다. 2017년에 영국 옥스퍼드 대학과 스웨덴 카롤린스카 연구소 공동연구팀에서 테트리스 게임이 외상 후 스트레스 장애를 줄이는 데 효과가 있다고 발표했다. 트라우마를 경험한 후 몇 시간 이내에 최대한 빨리 테트리스를 하면, 트라우마의 두려움과 관련된 기억이 뇌에서 시각적으로 고착되지 않도록 예방할 수 있다는 것이다. 테트리스 게임은 상상과 영상이 모두 개입되는 활동이기 때문에, 뇌가 테트리스에 집중하면서 트라우마를 유발하는 사건에 따른 시각적 기억이 고착되는 것을 방해하게 된다.

재미있는 건 이뿐 아니라 다이어트나 금연에도 테트리스가 도움을 준다는 연구 결과도 있다는 것이다. 영국 플리머스대학 연구팀은 테트리스 게임을 통해 식욕, 흡연, 음주 욕구를 줄일 수 있다는 논문을 발표하기도 했다.

포비아나 공포증도 치료할 수 있을까?
| 비 피어리스, 버추얼 리얼리티 메디컬 센터 |

친구들과 놀이공원에 가면 꼭 한 명쯤은 놀이기구를 무서워하면서 "난 고소공포증 있어서 못 타겠어" 하는 사람이 있기 마련이다. 고소공포증과 같은 다양한 공포증은 사실 우리에게 꽤 익숙하다. 높은 곳에 올라가면 두려움을 느끼는 고소공포증의 경우는 인구의 3~5%가 겪는다고 알려져 있다. 그런데 때로는 이렇게 사소해 보이는 공포증도 일상생활에 불편을 유발할 때가 있다. 공포증 또는

포비아 자체가 결국 불안장애의 일종이기 때문에, 특정한 상황이나 대상에 대해서 강도 높은 공포를 느낀다. 그럴 때 우선 상황을 회피하려 하고, 심장 박동이 빨라지거나 심한 경우 호흡 곤란까지 이르기도 한다. 고소공포증 외에도 흔히 겪는 공포증으로 치과를 두려워하는 치과공포증, 많은 사람이 모이는 장소에 혼자 있는 걸 두려워하는 광장공포증, 막힌 공간에 있는 걸 견디기 힘들어하는 폐소공포증 등 다양한 종류가 있다.

공포증이 생기는 원인은 타고난 성격적인 요인도 있을 수 있지만, 생활 속에서 극심하게 두려운 상황을 경험했거나 지속적으로 스트레스에 노출되었을 때 생겨날 수 있다. 예를 들어 어릴 때 강아지에게 물려서 다친 경험이 있다면 그 기억 때문에 성인이 되어서도 강아지를 보면 두려움을 느낄 수 있다.

이를 치료하기 위해서 보통 상담을 통한 행동 치료, 정신분석치료와 같은 비약물 치료를 하거나 필요한 경우 약물 치료를 진행하기도 한다. 사실 공포증 때문에 불편을 느끼고 있으면서도 병원에 방문하기 부담스러워 치료를 받지 않는 사람도 많다. 또 자신의 불안과 공포를 다른 사람이 제대로 이해하기 어려울 것이라고 느끼기도 한다. 다른 사람이 느끼는 공포감을 더 심하게 느끼는 것이다 보니, 주변에서 공감보다는 유난스럽다고 반응하는 경우가 많기 때문이다. 하지만 일상생활에 지장을 줄 수 있는 요인인 만큼, 제대로 치료를 받는 것이 삶의 질을 훨씬 높여 줄 수 있다.

디지털 치료제에서 VR이나 AR 기술은 주로 불안을 다루는 데 사용되는데, 공포증의 치료에도 효과적으로 활용된다. 주로 불안으로 인한 회피 행동을 교정할 때 가상 현실을 이용해 그 불안한 상황을 훈련하는 방식으로 치료를 진행하게 된다. 불안을 불러일으키는 자극 및 상황을 난이도에 따라서 단계적으로 노출하여 훈련하는 기법을 '체계적 둔감화'라고 한다. 예를 들어, 고소공포증을 치료하기 위해서 바로 고층 빌딩으로 향하는 것이 아니라 좀 더 난이도가 낮은 가상 현실에 들어가 불안을 조절하는 훈련을 할 수 있는 것이다. 또 교통사고 트라우마 환자가 바로 운전대를 잡는 것이 아니라, 안전하고 또 언제든지 즉시 중단할 수 있는 가상 현실을 이용하여 운전 연습을 할 수도 있게 된다. 꼭 병원이 아니라 집에서도 사용 가능한 디지털 치료제의 특성상 공포증이나 포비아 때문에 신경정신과 진료를 받기 부담스러웠던 사람들에게도 효과적일 수 있을 것이다.

국내의 경우 2015년 삼성전자와 강남세브란스병원이 협업하여 일상의 크고 작은 두려움을 이겨낸다는 취지로 가상 현실 앱 '비 피어리스Be fearless'를 도입해 긍정적인 효과를 이끌어 낸 바 있다. 높은 장소를 두려워하는 고소공포증이나, 대중 앞에 나서야 할 때 공포심을 느끼는 대중연설공포증을 극복하는 과정에서 삼성전자의 VR 체험기기인 '기어 VR'을 활용했고, 그 훈련 모습이 홈페이지를 통해 공개되기도 했다.

이를테면 고소공포증을 극복하기 위해 가상 현실 속에서 단계별로 높은 곳을 체험하거나, 또 대중연설공포증을 이겨내기 위해 서너 명부터 수백 명 앞에 이르기까지 다양한 상황 속에서 자신의 의견을 말하는 훈련을 하는 것이다. 2주간 실험한 뒤 심박수 등을 측정한 결과 고소공포를 23.6% 정도 줄일 수 있었고 대중연설공포도 18.7% 줄일 수 있었다는 결과가 나타났다.

해외의 경우 국내에 비해 VR 기술을 이용한 공포증 치료가 더 활발히 이뤄지고 있다. 미국 샌디에고의 버추얼 리얼리티 메디컬 센터Virtual Reality Medical Center, VRMC에서는 1997년부터 고소공포증, 광장공포증, 비행공포증, 운전공포증, 밀실공포증, 연설공포증, 공황장애, 대인공포증, 교통사고 후유증 등과 같은 공포증 환자들의 치료에 가상 현실 노출 치료를 사용하고 있다. 환자는 HMD와 스테레오 이어폰을 착용한 뒤, 컴퓨터가 만들어 낸 세계에서 공포와 연관된 다양한 자극들을 경험하게 된다. 치료사는 환자의 상태와 반응에 적절하게 자극의 정도를 조절하면서 환자가 공포를 느끼는 상황에 적응하도록 유도한다. 초기 단계의 VR 기술, 즉 3차원 그래픽 시뮬레이션이 사용된 시스템으로 환자가 충분한 임장감을 느끼기에는 부족하지만, VR 기술을 정신의학 치료에 응용한 좋은 예라고 할 수 있다.

3장.
디지털 치료제,
사각지대를 비추다

1.
나의 일상을
건강하게 가꾸는 법

내 몸은 내가 제일 잘 알게 하는 기술

| 애플 헬스, 아마존 파머시 |

　요즘 사람들이 많이 쓰는 스마트워치에서는 시간별로 알람이 온다. "일어설 시간입니다." 너무 오랫동안 한자리에 앉아 있는 현대인들에게 중간중간 몸을 움직이도록 일깨워 주는 알람이다. 또 애플워치의 경우 세 개의 활동링을 통해서 하루 동안의 칼로리 소모량, 운동량, 일어서기의 횟수를 알려 주고 있다. 간단한 데이터지만

하루의 활동량을 의식하게 되면서 조금이나마 운동량이 늘어났다고 느끼는 사람도 있을 것이다.

애플워치는 시리즈4에 심전도 측정 기능을 탑재시키며 의료기기로써 FDA 인증을 받기도 했다. 심전도 기능은 스마트워치를 차고 있는 사람들이 간단한 방법으로 심전도를 측정함으로써 부정맥 진단율이나 치료율을 높일 수 있을 것으로 기대를 모았다. 측정 방법도 간단하다. 애플워치 오른쪽에 달려 있는 디지털 크라운에 30초 정도 손가락만 대고 있으면 심전도가 측정되어 나오고, 그 결과가 건강 관리 앱에 저장되어 진료 시 의사에게 보여 줄 수 있다.

애플은 디지털 헬스케어 시장에 대해 초기부터 많은 관심을 보여 왔다. 애플의 CEO인 팀 쿡Tim Cook은 미래에 애플이 인류에 가장 크게 공헌할 분야는 다름 아닌 '건강'에 관한 것이라고 말하기도 했다. 그만큼 미래 산업으로 헬스케어에 중점을 두고 있다는 것이다. 특히 숙련된 의료진이 부족한 나라에 원격 건강 모니터링과 의료 서비스를 제공하기 위해 지속적인 연구와 투자를 하고 있다고 밝히기도 했다.

실제로 헬스 키트나 애플 헬스 레코드 등의 의료 플랫폼도 꾸준히 출시하고 있다. 애플 헬스 앱을 통해서 개인의 운동이나 건강 정보를 수집하도록 했고, 2014년에 선보인 헬스 키트는 이러한 데이터에 접근할 수 있도록 한 일종의 건강 플랫폼이다. 환자와 병원을 통합해 아이폰에서 의료 데이터를 볼 수 있도록 했고, 사용자의 아이폰에서 얻은 데이터를 수집해 체중, 심박수, 혈압 등의 정보를 모아서 보여 주는 개인 키트를 만들었다. 그리고 애플 헬스 레코드는 전자의무기록 시스템을 가진 병원과 사용자를 하나의 플랫폼에 연동한 것으로, 병원에서 기록한 의료 데이터를 자신의 스마트폰에서 확인할 수 있다. 아무래도 스마트폰으로 쉽게 접속할 수 있기 때문에 많은 사용자를 확보하는 데에 유리했다. 이렇듯 애플의 디지털 헬스는 주로 의료 데이터를 관리하는 플랫폼이나 웨어러블 기기를 이용한 건강 데이터 수집에 기반하고 있다.

애플뿐만 아니라 구글, 마이크로소프트, 아마존 등 글로벌 IT 기업들 대부분이 디지털 헬스케어에 관심을 보이고 있다. 이미 지난 2007년에는 마이크로소프트에서 'MS 헬스볼트'라는 서비스를, 2008년에는 구글에서 '구글 헬스'라는 개인 건강 기록 서비스를 시행하는 등 과거에도 건강 데이터를 기반으로 한 플랫폼을 선보여 왔다. 하지만 당시에는 스마트폰이 막 보급되기 시작하던 무렵이라 큰 성과를 보여 주지는 못했는데, 최근에는 스마트폰을 기반으로 보다 다양한 헬스 분야의 시장을 확장해 나가고 있는 것으로 보인다.

아마존에서는 온라인 약국 서비스 '필팩PillPack'을 2018년에 인수하여 이후 2년 만에 온라인 약국 '아마존 파머시Amazon Pharmacy' 서비스를 선보였다. 사용자가 처방전과 함께 자신의 건강 상태나 약물 복용 이력, 알레르기 정보 등을 웹사이트나 앱을 통해 입력하면 약국에 갈 필요 없이 집까지 약을 배달해 주는 서비스다. 환자가 아니라 의사가 직접 처방전을 보낼 수도 있다. 특히 당뇨나 고혈압 등

매일 약을 먹으며 관리해야 하는 환자들의 경우 복용량과 기간에 따라 주기적으로 약을 배송해 줘서 매번 병원을 오가야 했던 번거로움을 줄일 수 있게 됐다.

마이크로소프트에서는 의사와 환자의 상담 내용을 음성 인식하여 자동으로 건강 기록을 입력해 주는 서비스를 개발했는데, 이를 통해 진료 시간을 획기적으로 단축할 수 있었다고 한다. 의료 분야에 디지털을 접목하여 더욱 편리하게 활용할 수 있게 하는 사례들이다. 앞으로는 병원이나 약국에서 이루어지는 업무들도 차차 디지털로 전환될 것으로 보인다.

응급 상황을 미리 알 수 있다면

| 스마트워치, 엡시, 우아닥터 |

영화 〈킹스맨〉을 보면 서로 각기 다른 장소에 있는 사람들이 선글라스처럼 생긴 안경을 끼고 홀로그램 형태로 회의실에 모여 앉는 장면이 나온다. 예전에는 사람들이 안경을 쓰고 가상 현실이나 증강 현실을 경험하는 것이 SF 영화에서나 나올 법한 기술이었다. 하지만 지금은 이미 마이크로소프트나 메타, 삼성전자까지 각종 기업에서 스마트 글래스와 VR 헤드셋 등을 출시하고 있다.

글래스처럼 안경 형태로 착용하는 것을 비롯하여 시계, 장갑, 신발 등 다양한 형태로 IT 기기를 몸에 지니고 움직일 수 있는 웨어러블 기술은 더 이상 우리에게 낯설지 않다. 페이스북이 사명을 '메타'로 바꿀 만큼 가상 현실인 메타버스가 큰 화두가 되다 보니, 지금은 스마트폰을 사용하고 모니터 화면을 통해 기술을 접하는 사람들이 추후에는 웨어러블 기기를 통해서 메타버스를 즐기게 될 것이라는 전망도 나오고 있다.

그런데 우리가 늘 몸에 착용하고 다니는 웨어러블 기기가 우리의 신체 정보를 수집하여 진단할 수 있다면 어떨까? 군이 의식하지 않아도 내가 차고 다니는 시계가 심전도 등을 예측하여 30분 후에 응급 상황이 생길 수 있다는 걸 알려 준다면, 사실상 그 상황은 '응급'이 아니게 될 것이다. 예측을 토대로 응급실에 가서 미리 조치를 취한다면 "조금만 늦었으면 큰일날 뻔했습니다" 같은, 심장이 덜컥할 만한 멘트를 들을 일도 없을 테고 말이다.

현재 애플워치의 경우 응급 상황을 미리 감지하는 것은 아니지만, 응급 상황을 대처할 수 있도록 가속도 센서와 기압 센서를 이용해 사용자의 움직임을 감지하는 기능이 들어가 있다. 정상적으로 걷다가 넘어진 뒤 15초 정도 움직임이 없으면 자동으로 저장된 연락처로 구조 요청이 발송되는 것이다. 실제로 애플워치 덕분에 목숨을 구했다는 사용자들의 사례를 미국 IT 전문 매체 CNET에서 보도한 적이 있다. 한 예로, 미국 플로리다 주에 사는 어느 여성은 아들을 차에 태우고 운전을 하던 중에 음주운전 차가 들이받아 사고가 났고, 핸들에 얼굴을 박은 채 정신을 잃었다고 한다. 간신히 정신을 차렸지만 에어백이 터지고 차 안이 엉망인 상황에서 스마트폰을 찾을 수가 없었는데 손목에 차고 있던 애플워치의 긴급 구조 요청 기능을 이용해 신고할 수 있었다. 그녀는 이후 팀 쿡에게 감사의 편지를 쓰기도 했다. 또 노르웨이에 거주하는 한 남성의 경우에는, 새벽에 화장실에 가다가 의식을 잃고 쓰러졌는데 애플워치가 추락 감지 기능으로 구조기관에 위치 정보를 전송하여 늦지 않게 구조될 수 있었다.

이처럼 스마트워치가 수집한 데이터를 통해 원격으로 환자의 상태를 파악하고 구조하거나 진료할 수 있다는 장점이 있지만, 미국이나 중국, 일본 등과 달리 우리나라에서는 원격 진료가 금지되고 있어서 아직 기능을 100% 활용할 수 없는 상황이다. 하지만 이처럼 앞으로의 디지털 헬스는 우리가 늘 휴대하고 다니는 기기를 통해서 착용자의 각종 신체 데이터를 디지털화하고, 응급 상황을 즉시 대응하거나 혹은 미리 예측하는 시대를 열어 줄 것으로 기대되고 있다. 또 지금은 SF 영화에 나올 만큼 정확한 응급 상황을 예측해 주는 단계는 아니지만, 이와 같은 상황을 관리하도록 도와주는 디지털 치료기기들도 출시되고 있다.

예를 들어 간질 관리 앱 '엡시Epsy'는 갑작스럽게 나타날 수 있는 간질 발작을 안정적으로 관리할 수 있도록 도와준다. 환자가 식단, 수면 패턴, 기분, 카페인 섭취량, 스트레스 수준, 날씨 등의 정보를 비롯하여 간질 증상과 약물 사용에 대한 정보를 앱에 입력하면 의사가 데이터를 바탕으로 정리된 보고서를 확인하고 치료도 할 수 있다.

또 코로나19로 누구나 응급 상황을 겪을 수 있는 상황에서 코로나19 환자를 24시간 관리하고 응대할 수 있는 '우아닥터'라는 앱도 주목을 받고 있다. 소아청소년전문병원인 우리아이들병원에서 개발한 것으로, 소아청소년의 문진을 26종으로 세분화하고 그 결과에 따른 응급콜 기능을 특화했다. 요즘은 혹시라도 코로나19에 감염된 건 아닌지, 내 신체에 나타나는 각종 증상이 정상인지 매순간 확인하고 싶고 불안할 수밖에 없다. 내 몸에 증상이 어떻게 변화하는지, 어떻게 진행될 것인지 짐작할 수 없으니 대부분 한 번쯤은 인터넷에 '코로나19 증상'을 검색해 보았을 것이다. 해당 앱에서는 그러한 생체 정보 지표를 객관적으로 판단해 주고, 또한 그 변화치를 환자 본인이 직접 확인하며 필요할 때는 도움을 요청할 수 있도록 했다. 무엇보다 환자가 스스로 판단하지 못하더라도 앱에 입력된 환자의 정보를 토대로 증세가 악화될 가능성이 있다면 응급콜 기능이 활성화되어 언제든 의료진과 연결할 수 있도록 했다. 24시간 운용 체제를 갖추고 있다는 점도 사용자들의 불안을 줄여 줄 수 있는 요소다.

최근의 웨어러블 기기들은 심전도, 혈압 측정 등 건강 관리 기능이 점차 강화되는 추세다. 건강 상태를 체크하고 운동량을 기록하기 위한 사용자뿐 아니라 갑작스러운 응급 상황에 대처해야 하는 경우, 또 꾸준한 모니터링이 필요한 환자의 경우에도 우리 생활에 밀착된 형태의 디지털 헬스기기가 더욱 유용하게 쓰일 수 있을 것이다.

건강하되 아름다움을 추구하는 K-뷰티

| 강남언니, 에포터, M.A.I.L, LED 플렉서블 패치, LG CHI 컬러 마스터, 루미니 스칼프 |

100세 시대에 건강 관리는 더 중요한 화두가 되고 있다. 오래오래 젊고 건강하게 살고 싶다는 것은 모두의 공통된 바람일 것이다. 인간의 수명이 늘고 의료 기술이 발달하면서 자연스럽게 미에 대한 관심도 높아지고 실제로 뷰티 산업도 발전하고 있다.

더구나 한국의 뷰티 케어 기술은 세계 시장에서 이목을 끌고 있다. K-팝을 비롯해 K-콘텐츠의 인기가 높아지면서 자연스럽게 화장품 등의 일명 K-뷰티에도 관심이 집중되었다. 프랑스의 패션 잡지 〈엘르ELLE〉에서는 'K-뷰티가 세계를 장악한 방법How K-Beauty Took Over The World'라는 타이틀로 한국의 문화가 전 세계적으로 열풍을 이끌고 있다는 기사를 소개하기도 했다.

최근에는 디지털의 발전과 함께 미용 분야에도 디지털 기술이 유입되고 있다. 미용 분야도 헬스의 일종이라 할 수 있기 때문에, 뷰티 케어에 쓰이는 기술들은 디지털 헬스에 활용되는 기술과도 크게 다르지 않다. 빅데이터를 통해 수집된 데이터를 분석하고, 또 인공지능이 사람마다 가장 어울리는 메이크업 방식을 제안해 주기도 하는 방식이다. 가상으로 메이크업을 해 보거나 머리색, 머리 스타일을 바꿀 수 있는 앱들이 다양하게 나오고 있기 때문에 요즘에는 미용실을 갈 때도 연예인 사진을 들고 가는 것이 아니라 앱으로 설정한 자신의 사진을 들고 가는 사람들이 늘었다고 한다. 염색을 하더라도 자신의 사진에 앱으로 머리 색을 바꿔서 어울리는 색상을 바로 확인하고 염색을 진행할 수 있는 것이다.

코로나19로 우리나라에서 비대면 진료가 한시적으로 허용되며, 성형외과 상담도 디지털화되어 앱을 통해 진행하는 경우가 많아졌다. 무료로 성형외과 시술비 견적을 상담해 주는 앱 '강남언니'는 성형 및 시술의 예약을 진행하거나 실제 사용자의 후기를 공유하는 것은 물론이고, 환자가 병원에서 사진과 CT를 찍어 두면 의료진이 동영상으로 진단 내용을 정리해 보내 준다. 이를 토대로 수술 여부를 결정할 수 있게 하는 시스템이다.

또한 성형 후 회복이나 부작용 예방, 관리를 도와주는 앱 '에포터'는 환자가 등록한 피부 데이터를 분석하여 개인별 회복 솔루션을 제공해 준다. 앱에 등록한 데이터를 바탕으로 주치의와의 상담을 진행할 수도 있다. 성형도 수술이기 때문에 회복 과정이 매우 중요한데, 그 과정에서 발생하는 멍, 붓기, 흉터, 통증 등의 증상을 일일이 병원에 가서 상담받기는 어렵다. 특히 내가 잘 회복되고 있는 것인지, 언제쯤 완전히 회복되는지 등 수시로 궁금하거나 걱정되는 부분이 있을 수 있는데, 이러한 시기별 증상에 대한 정보나 회복 속도, 완료도 등을 앱에서 세세하게 제공해 주는 것이다. 수술부터 회복까지의 과정 동안 병원에서 할 수 없는 것들을 디지털 헬스로 보완할 수 있기 때문에 불안감이 줄어들고 또 필요할 때는 적시에 전문가의 도움도 받을 수 있게 된다.

비만 치료 전문병원인 '365mc'도 인공지능을 도입하여 시스템화하는 디지털 혁신을 도입한 케이스로 알려져 있다. 지방 흡입은 의사가 지방을 조금씩 떼어내는 작업으로 진행되는데, 이때 정확한 깊이와 각도를 맞추려면 의사의 숙련도가 매우 중요하다. 그래서 의사들의 숙련도를 객관화하기 위해서 인공지능 기술을 도입해 데이터를 분석했고, 그 결과 'M.A.I.L^{Motion capture and Artificial Intelligence assisted Liposuction}' 시스템을 만들었다. 수술 데이터를 분석하여 정량화된 기준을 만들고 의사의 모션을 데이터화하여 수술 결과를 예측할 수 있게 해 주는 시스템이다. 기존에는 의사의 역량에 맡겨야 했던 작업이 디지털화를 통해 표준화되고 보다 안전하고 정확한 수술로 한 걸음 발돋움하게 된 셈이다.

TvN 드라마 〈슬기로운 의사생활〉을 보면 환자의 중요한 수술을 앞둔 보호자들이 의사에게 "오늘 절대 술 드시지 말고, 일찍 주무셔야 한다"며 당부하는 장면이 나온다. 능력이나 기술과 별개로 의사의 컨디션이 다음 날의 수술에 영향을 미칠 수 있다는 불안감이 전해지는 장면이다. 사실 뷰티 분야뿐 아니라 다른 의료 영역에서도 마찬가지로 의사 개인의 숙련도나 역량에 의존해야 하는 부분이 많은 만큼, AI를 활용한 표준화 훈련은 다양한 의료 분야에도 적용될 수 있을 것이다.

한편, 우리나라의 뷰티 분야에서 대표적인 기업으로 꼽을 수 있는 LG생활건강과 아모레퍼시픽은 2022년을 맞이하며 공통적으로 디지털 전환을 강조했다. 디지털 마케팅은 물론이고, 사용자의 피부 상태나 유전자 정보 등의 다양한 데이터를 분석해서 맞춤형 서비스를 제공해 주는 다양한 디지털 기기들도 등장하고 있다.

아모레퍼시픽은 2020년부터 세계 최대 전자·IT 전시회인 국제 전자제품박람회Consumer Electronics Show, CES에 참가하며 디지털을 접목한 뷰티 케어를 선보였다. CES 2020에서 전시한 3D 프린팅 맞춤 마스크는 사용자의 얼굴 크기나 피부 특성을 바탕으로 맞춤형 마스크팩을 만들어 바로 사용할 수 있게 한 제품이다. 패치 형태의 LED를 피부에 밀착해 특정 파장의 빛으로 피부 케어를 할 수 있게 만든 'LED 플렉서블 패치'를 출시하며 주목을 받기도 했다. 또 개인별 맞춤 화장품 브랜드인 '커스텀미CUSTOM.ME'는 사용자가 얼굴 사진을 찍어 올리면 인공지능이 피부 타입을 분석하고 솔루션을 제공해 준다. LG생활건강 역시 스마트 맞춤형 염모제인 'LG CHI 컬러 마스터'를 선보였는데, 이는 AI와 증강 현실을 활용해 염색한 결과를 바로 볼 수 있도록 만든 시스템이다. 또한 미니 타투 프린터 출시를 추진하는 등 뷰티테크 시장이 빠르게 확대되고 있는 상황이다.

CES 2022 헬스&웰니스 부문에서 혁신상을 수상하기도 한 '루미니 스칼프Lumini Scalp'는 인공지능 딥러닝 기술을 통해 두피 상태를 분석하고, 탈모 가능성을 예측해 볼 수 있는 앱이다. 진단 결과에 따라 두피 관리법을 제공하기도 해서, 두피 건강과 탈모에 대해 개인이 파악하고 관리할 수 있도록 돕는다.

이처럼 뷰티 상품의 소비 형태가 온라인 쪽으로 디지털화되고 있을 뿐 아니라 테크를 접목시킨 뷰티케어의 종류도 빠르게 늘어나고 있다. 소비자들은 최적화된 제품을 추천받거나 사전에 자유롭게 테스트해 볼 수 있고, AI 기술을 접목하여 개인에게 적합한 맞춤형 기술을 누릴 수 있는 가능성도 높아지고 있다. 코로나19의 확산으로 불황을 피하지 못하고 주춤했던 K-뷰티가 디지털 헬스의 접목으로 더욱 강력하게 트렌드를 이끌어 나갈 수 있게 될 것으로 기대해 본다.

2.
어르신들의 건강도
디지털이 사수한다

치매 환자가 스스로 챙길 수 있도록

| 슈퍼 브레인, 코그테라, 아빌리파이 마이사이트 |

기억이 사라진다면 우리는 사랑하는 사람들과의 삶을 어떻게 지속해 나갈 수 있을까? 생각만 해도 막막해진다. 2008년에 개봉한 〈어웨이 프롬 허Away From Her〉는 44년 동안 결혼 생활을 해 온 70대 부부의 러브 스토리를 담은 영화다. 자신이 알츠하이머에 걸렸다는 걸 알게 된 아내 피오나는 스스로 요양원에 들어가길 선택하고, 남

편인 그랜트는 어쩔 수 없이 그 선택을 받아들인다. 하지만 최초 면회 금지 기간인 한 달 동안 남편을 만나지 못하는 사이에 아내는 남편의 존재를 잊어버리고 그 안에서 만난 새로운 사람과 사랑에 빠지게 된다. 아내의 기억을 되돌리지 못한 그랜트는 끝내 아내의 선택을 있는 그대로 받아들이기로 결정하고, 영화는 그 과정을 슬프고도 아름답게 그려낸다.

알츠하이머는 치매의 한 종류라고 할 수 있다. 다양한 원인으로 인해 기억력이나 언어 능력 등이 떨어지는 퇴행성 뇌 질환인데, 치매가 나타나는 가장 흔한 원인이 바로 알츠하이머로 전체 비율의 약 50% 정도를 차지하고 있다. 실제로 치매에 걸렸을 때 가장 두려운 사람은 환자 자신일 것이다. 치매가 암보다 무섭다고 말하는 사람들도 있다. 사랑하는 사람의 기억이 사라지고 판단력이 약해지는 과정을 지켜보며 보살피는 가족들 역시 당사자만큼이나 힘들고 삶의 질이 급속히 떨어질 수 있다.

꾸준한 출산률 감소로 인해 우리 사회에 급격한 고령화가 진행되고 있다는 우려의 목소리가 많다. 고령화 사회는 그 나라의 65세 이상 인구가 전체 인구에서 차지하는 비율이 7% 이상인 경우를 말한다. 출산율은 저조한 반면 평균 수명이 늘어나면서 고령화는 전 세계적인 문제가 되었지만 특히나 우리나라는 그 속도가 매우 빠른 편이다. 우리나라는 2000년에 고령화 사회에 진입했는데, 2026년에는 65세 이상 인구가 20% 이상에 이르는 초고령사회에 진입하게 될 것이라는 전망도 나온다.

이렇게 고령화가 진행되다 보니 노인성 질환 문제가 자연히 따라오게 된다. 최근 10년 동안은 치매 환자와 치매 전 단계인 경도인지장애를 겪는 환자의 수가 급증했다고 한다. 보건복지부에서 발표한 치매 환자 등록 현황을 보면, 치매 환자는 2017년에 34만 명에서 2019년에 42만 명, 2020년에는 46만 명까지 꾸준히 증가하고 있다.

치매는 발생 후 일상생활을 영위하는 삶의 질에 크게 영향을 미칠 수 있는 질환이기 때문에, 초기에 발견하고 관리하는 것이 무척 중요하다. 치매를 금방 알아채지 못하는 이유 중 하나는 단순 건망증과 혼동하기 때문인데, 건망증과 치매는 다르다. 건망증은 근래에 있었던 일을 순간적으로 기억하지 못하지만 보통 주변에서 힌트를 주면 금세 떠올릴 수 있다. 하지만 치매는 기억력이 떨어지는 대표적인 증상과 더불어 시간, 장소, 사람에 대한 지남력도 함께 나빠지는 증상이 나타난다. 또 사소한 일에도 갑자기 화를 내는 등 성격적인 변화가 생기기도 하고 증상의 정도가 점차 심해지게 된다.

치매는 단계적으로 초기의 주관적 인지장애에서 경도인지장애, 그리고 치매까지 차차 진행된다. 치매로 발전하기 전인 경도인지장애 단계에서는 인지 기능이 다소 떨어지기는 해도 일상생활을 하는 데 큰 지장이 없는 정도다. 그래서 초기에는 주변 사람들도 쉽게 알아채지 못하는 경우가 많은데, 이때부터 발견하여 치료를 잘하면 진행 속도를 늦출 수 있기 때문에 초기 발견이 매우 중요하다. 이 단계에서 검사를 통해 질환을 발견하면 인지 기능을 유지하기 위해

비약물 치료와 함께 약물 치료를 병행하게 된다. 꾸준히 약물 치료를 받으면 진행 속도를 늦출 수 있기 때문에 10년 이상 별 문제 없이 일상생활을 할 수 있다.

비약물 치료로는 뇌 기능을 유지하기 위한 건강한 생활 습관 유지, 매일 걷기 등의 적절한 운동, 고립되지 않고 가족이나 지인들과 자주 소통하며 사회적인 관계를 유지하는 것, 인지재활치료를 진행하는 것이 있다. 초반에 인지재활훈련을 지속하여 뇌를 자극하면 치매의 진행 속도를 늦추는 효과가 있다. 그래서 치매는 생활 습관 교정 등의 비약물 치료도 매우 중요하다. 인지재활치료를 위해서는 병원에 방문하는 것 자체보다도 병원에서 배운 방법을 일상에서 꾸준히 지속하는 것이 핵심이다. 이를테면 매일 일기를 쓴다거나, 퍼즐 맞추기를 하루에 20분 정도 하는 것도 도움이 된다. 치매는 사용자가 일상 속에서 생활 습관의 변화를 이끌어 낼 수 있는 디지털 치료제의 효과를 크게 볼 수 있는 분야로도 지목되고 있다.

국내 첫 치매 치료용 디지털 치료기기로는 로완ROWAN이 '슈퍼브레인Super Brain'을 출시한 바 있다. 치매의 전 단계인 경도인지장애 단계에서 약물 치료를 하더라도 진료 공백이 발생하는 부분이 생기게 된다. 보통 교재나 운동 등으로 치료를 진행하는데, 병원에서 치료할 수 있는 공간이나 시간은 한정되어 있기 때문이다. 이를 메울 수 있는 것이 바로 디지털 치료기기다. 슈퍼 브레인은 경도인지장애 환자용 뇌 학습 프로그램이다. 실제로 병원에서 처방할 수 있는 약으로 사용하기 위해서 신의료기술평가를 통해 안정성, 유효성을 평가받고 있는 단계다.

국내 기업 중 이모코그Emocog에서 개발한 '코그테라Cogthera'는 메타인지훈련을 통해서 경도인지장애 단계에 있는 환자들의 인지 능력을 향상시키는 방식으로 치매를 관리하는 앱이다. 코그테라는 AI를 활용해서 개인에게 맞는 인지 치료의 난이도를 조절하여 매일 아침저녁으로 25분씩 맞춤형 트레이닝을 받도록 한다. 실제 치매 약은 많은 부작용이 있지만 디지털 치료제는 값이 저렴하고 접근성이 용이하다는 점, 다른 약과 함께 병행할 수 있다는 점이 장점이다.

미국의 프로테우스 디지털 헬스Proteus Digital Health에서는 일본 오츠카 제약Otsuka Pharmaceutical과 함께 '아빌리파이 마이사이트Abilify My-Cite'라는 디지털 치료제를 개발해 FDA 승인을 받았다. 약물에 센서를 내장하여 약물 섭취 여부를 디지털로 확인할 수 있는 방식이다. 치매 환자의 경우 약 복용을 잊어버리거나, 혹은 약을 먹은 것을 잊고 중복해서 복용하게 되는 경우도 있다. 그런데 이 기술이 적용된다면 병원 밖에서도 환자들이 약을 정확히 복용할 수 있어 전통적인 약물 치료의 효과에 시너지가 될 것으로 보인다.

많은 치매 환자가 병원에서 인지 훈련을 받는 비용을 부담스러워하고 또 가족이 없는 경우에는 적절한 치료를 받기 어렵다. 초기에 치매를 진단하고 인지 치료 난이도를 조절하여 맞춤형 훈련을 받는 디지털 치료제는 집에서도 치료 효과를 볼 수 있어 고령화되고 있는 사회에서 누구도 소외되지 않고 치료 서비스를 접하는 데도 도움이 될 것이다.

한편 미국 플로리다대학 연구팀이 50세 이상의 미국인 1만 2천여 명을 대상으로 10년 동안 조사한 결과에 따르면, 사회적으로 소외되고 외로운 사람들은 치매 발병 위험이 40% 이상 높다는 결과가 나타났다고 한다. 디지털의 발전이 언제 어디서든 연결과 소통의 수단이 되어 줄 수 있는 만큼, 앞으로의 세상에서는 누구든 고립되지 않고 원할 때 사람들과 대화하며 마음을 나눌 수 있는 다양한 방법들이 많아지길 바라본다.

만성질환을 자유롭게 관리하다

| 이즈VRx, 안슐리아, 블루스타, 오므론 |

과거에는 30, 40대쯤 되면 결혼을 하고 아이를 낳아 가정을 꾸리고, 또 경제적으로도 안정기에 들어가는 시기라고들 생각했다. 즉 청춘이 지나고 삶이 성숙해지며 무르익는 단계라고 여겼는데, 요즘 30대는 여전히 새로운 도전을 해 가는 청년층이다. 우리나라의 평균 수명이 1970년에는 62.3세에서 2017년에는 82.7세로 거의 20년가량 늘어난 것도 영향이 클 것이다.

세계적으로 평균 수명이 늘어나면서 더욱 중요해지고 있는 것은 바로 건강이다. 자연히 노인성 질환에 대한 관심도 높아지고 있다. 65세 이상에서 많이 나타나는 노인성 질환은 대부분 만성질환이다. 만성질환은 완치를 위해 치료한다기보다 지속적으로 꾸준히 관리하며 건강한 생활 습관을 만들어 나가는 것을 목표로 한다. 만성질환이라고 하면 그 위험성에 대해 인지하지 못하는 경우가 많은데, 우리나라에서 질병에 의한 대표적인 사망 원인은 주로 암, 심장질환, 폐렴, 뇌혈관질환, 당뇨, 알츠하이머, 간질환, 고혈압성질환 등이다. 암과 폐렴처럼 갑작스럽게 오는 질환도 있지만 대부분은 만성적인 질환이고 이로 인한 증상이나 합병증이 사망으로 이어지는 경우가 많다.

만성질환은 정기적인 검진으로 조기에 발견해서 치료하는 것도 중요하지만, 예방과 관리 차원에서 건강한 생활 습관을 유지하는 것도 반드시 필요한 부분이다. 너무 당연해서 의식하지 않고 지나치기 쉬운데, 올바른 식생활과 적절한 운동을 병행하는 것은 기본 중의 기본이라고 할 수 있다. 무엇보다 이런 노력을 통해서 건강을 어느 정도 관리하고 위험 인자를 조절할 수 있다는 것이 중요하다. 예를 들어 고혈압이 있는 경우, 염분을 과다하게 섭취하거나 비만, 흡연 등이 증상을 악화시키고 합병증의 위험이 증가한다. 큰 무리 없이 일상생활을 지속하기 위해서는 생활 내에서 식습관을 조절하고 금연을 하는 등 관리를 해 줘야 한다.

그 밖에도 당뇨나 고혈압, 디스크처럼 증상이 아주 심하지 않더라도 오래가고 잘 낫지 않는 질병들의 경우 일상 속에서 늘 적극적이고 꾸준한 관리가 필요하다. 하지만 매일 병원에 갈 수 없고 병원이나 치료 센터에 자주 방문하지 못하면 진통제에만 의존하게 되는 경우가 많다. 당장 일상생활이 어려운 정도가 아니더라도 계속해서 미세한 불편을 느끼며 살게 되는 상황이기 때문에, 이때 누군가 옆에서 일대일로 케어해 준다면 훨씬 도움이 될 수 있을 것이다. 현실적으로 늘 누군가가 돌봐 주는 것은 어렵지만, 디지털 치료제는 생활 습관의 개선에 깊게 영향을 미치는 기제로 작용하므로 이와 같은 만성질환의 관리에 도움이 된다.

예를 들어 만성 요통은 중증에 해당하는 통증이 허리 부위에서 3개월 이상 지속되는 통증을 말한다. 지난 2021년 11월 미국 어플라이드 VR^Applied VR의 몰입형 기기인 '이즈VRx^EaseVRx'가 처음으로 통증 치료제로써 FDA의 승인을 받았다. 이즈VRx 치료 프로그램은 2~16분 길이의 56개 VR 세션을 통해 환자 스스로 가정에서 8주간 진행하게 된다. VR 헤드셋과 사용자의 호흡 소리 증폭 기기를 활용해 환자의 호흡을 돕고, 인지행동치료의 원리를 바탕으로 환자의 통증을 완화하는 방식이다.

또 프랑스 볼룬티스^Voluntis사의 '인슐리아^Insulia'는 2형 당뇨 환자를 위한 소프트웨어로, 2017년 FDA 승인을 받았다. 웹 포털이나 스마트폰을 통해 접근할 수 있는데, 의사가 환자의 인슐린 분비와 혈당 타깃 등에 근거해서 맞춤형 치료 계획을 수립하면 인슐리아는 내장된 용량 조절 알고리즘을 통해 자동으로 환자에게 주입해야 할 인슐린 용량을 제시해 준다. 또 환자의 순응도나 혈당치 등 정보를 다시 의사에게 전송함으로써 의사가 환자의 목표 달성 진행 과정을 모니터링할 수 있도록 지원한다. 기존에 많은 환자가 인슐린 치료를 받아도 혈당 목표 달성에 실패하는 경우가 상당한데, 그 과정을 세세하게 모니터링할 수 있기 때문에 치료 방향을 따라가기가 더 수월해진다. 아직은 환자가 최소 하루에 한 번 혈당을 측정해 직접 입력시켜야 하는 불편이 있어서 추후 블루투스 기술을 이용해 혈당 데이터 입력을 자동화할 예정이라고 한다.

웰닥WellDoc의 '블루스타BlueStar'도 모바일로 당뇨를 관리할 수 있는 앱이다. 웰닥은 미국의 개발사인데 삼성과 파트너십 체결 소식이 알려져 관심을 모으기도 했다. 블루스타를 통해 환자는 혈당이나 운동 상태, 검사 정보 등의 데이터를 한눈에 볼 수 있고, 의사와 소통하거나 약물을 처방받을 수도 있다. 제1형, 제2형 당뇨병 환자가 이용할 수 있는 플랫폼으로 FDA 승인을 받았다.

또 일본의 오므론OMRON도 원격 환자 모니터링 서비스인 '바이탈사이트VitalSight Kit'를 선보였다. 고혈압 위험이 있는 환자에 대해서 의사가 임계값을 설정해 둔 뒤, 집에서 꾸준히 혈압을 측정하여 의료진에게 측정값을 공유하는 방식이다. 이를 통해 의사는 환자의 신체 변화를 지속적으로 확인할 수 있고, 환자가 필요할 때는 신속하게 의료진의 도움을 받을 수 있다.

이처럼 만성질환은 상태를 지속적으로 관찰하고 또 자신의 생활 속에서 의식적으로 관리를 해 줘야 하므로, 늘 지니고 있는 스마트폰으로 접근할 수 있는 디지털 치료제의 활용도가 더욱 높은 분야라고 볼 수 있다. 한국보건산업진흥원이 2021년에 진행한 디지털 헬스케어에 대한 인식 조사에 따르면, 설문에 참여한 환자 중에서 76.8%가 디지털 헬스케어의 도입이 필요하다고 응답했고 특

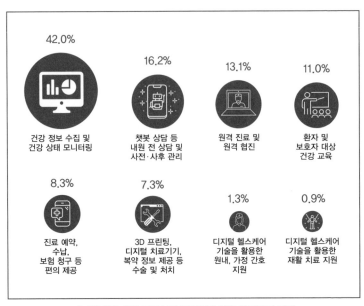

디지털 헬스케어 서비스의 필요성에 대한 설문조사 결과

히 이를 통해 효과적으로 관리할 수 있는 질병으로는 '만성질환'이 65.2%로 가장 높았다. 무엇보다 만성질환 환자의 경우 디지털 헬스를 통해 '건강 정보 수집 및 건강 상태 모니터링'이 우선적으로 필요하다는 응답률이 높았다. 약 복용 주기부터 식단, 운동까지 세심하게 꾸준히 지켜보고 관리해야 하는 질병이기 때문이다.

물론 앱에 익숙하지 않은 고령자들에 대한 효과, 또 보험 적용 문제에 있어서 앞으로 풀어갈 숙제들이 남아 있다. 무엇보다 만성질환 환자들이 자신을 위해서 스스로 치료 의지를 가지고 디지털 치료제를 적극 활용하려고 해야 한다. 아무리 곁에서 관리를 해 준다고 해도 접속하라는 알림이 울렸을 때 접속하지 않거나, 병원에서 의사의 말을 듣고 한 귀로 흘리듯 잊어버린다면 좋은 치료제라 한들 그 효과를 보기 어렵다. 필요성을 느끼고 적극적으로 디지털 치료제의 도움을 받는다면 일상 속에서 가장 든든하고도 밀접한 건강관리 파트너가 되어 줄 것이다.

앞으로 재활 치료는 디지털 치료제로

| 그린코튼, 리해빗 |

노인 분들과 일상생활의 어려움에 대해 상담을 해 보면 대부분 대답이 비슷하다. 신체적으로 기능이 약화된 관절 문제로 인해 다리 수술, 근골격 수술 등을 하고 나면 거동이 어려워진다는 것이다. 무엇보다 시장도 가고 노인정도 가며 사람을 만나야 하는데 거동이 불편해 집에만 있다 보면 세상으로부터 고립된 느낌이 든다는 것이 가장 큰 문제다. 노인은 고령과 관계된 만성질환이나 장애가 생기면서 활동이 제한되는 영역이 넓어지고, 혼자 일상생활을 하는 게 힘들어지는 경우가 많다. 대표적으로 나이가 들면 뇌졸중의 발생률이 올라가는데, 뇌의 기능 일부가 손상되면서 팔과 다리에 마비가 발생하여 정상적으로 몸을 쓰는 것이 어려워지는 증상이 나타난다. 이러한 증상은 수술이나 약물 치료로 완전히 치료하기 어렵고, 꾸

준한 재활 훈련을 거쳐야 한다.

그래서 노인들의 재활 치료는 흔히 알고 있는 운동 선수의 재활과는 조금 다르다. 삶의 질을 높이고 유지하기 위해서 꼭 필요한 부분이고, 치료의 목적도 있지만 장애의 예방이나 증상의 악화를 막고 상태를 유지하기 위한 목적도 크다. 노인들은 신체 능력이나 환경에 대한 대응 능력 등이 떨어지다 보니 만성질환이 많이 나타나고 회복도 더디기 때문에, 신체 기능을 유지해서 독립적인 일상생활을 하는 데에 큰 문제가 생기지 않도록 재활이 꼭 필요하다. 한마디로 건강한 삶을 오래 유지하며 살 수 있도록 하기 위한 과정이라고 볼 수 있다. 특히 신체 능력이 떨어진 상태거나 수술을 받고 나서 재활 훈련을 꾸준히 하지 않으면 점차 근골격에 문제가 생기면서 노화가 촉진되고 무기력해지기 쉽다. 꼭 큰 병에 걸려 아픈 게 아니더라도 의외로 노인분들이 갑자기 돌아가시는 이유로는 기력 소진이 크다.

재활 프로그램은 노인의 신체 운동 능력이나 근력, 관절 등을 고려하여 운동량을 정하고 필요한 프로그램을 시행하게 된다. 그런데 장기간 관리를 해야 하는 재활 치료의 경우 현실적으로 자녀들이 자주 병원에 모시고 다니지 못할 수 있고, 코로나19 때문에 보호자가 적극적으로 대면할 수 없어 더 힘든 상황도 많다. 그래서 시공간적 제약을 받지 않고 적용할 수 있는 치료가 더욱 필요해졌다.

재활이라는 것은 사실 당사자의 의지도 중요하고 주변 사람들의 도움도 굉장히 필요하다. 의사가 처방해 주는 약을 먹기만 하면 되는 일시적인 치료로 끝나는 것이 아니기 때문에 생활 속에서 치료 과정을 받아들이고 지속하는 것이 가장 중요하다. 하지만 의사가 제시한 치료 방향을 토대로 노력해도 그 결과가 즉각적으로 눈에 보이는 것이 아니라 장기적인 관점으로 봐야 하는 것이다 보니, 금방 지쳐서 의욕이 떨어질 수도 있고 비용도 만만치 않게 발생한다.

그래서 평소 치료를 꾸준히 지속하도록 도와주는 디지털 치료제 중에서도 대표적으로 VR을 활용하는 방식이 도움이 될 것으로 보인다. 예를 들어 보행이 불편한 노인이나 환자들이 가상 현실 속으로 들어가서 멋진 등산로나 해변을 걷는 듯한 기분으로 산책을 한다면 재활 치료에 대한 거부감이나 지루함을 줄이고 효과적으로 치료를 지속할 수 있을 것이다. 가상 현실 속에서 물 따르기나 블록 쌓기 등의 간단한 과제를 수행하며 필요한 운동 능력을 훈련하기도 한다. 치료 과정이 게임하듯 즐거운 자극이 될 수 있으므로 참여에 대한 동기 부여 및 효율성도 높일 수 있다. 가상 현실이 몰입감과 실재감을 높여 주기 때문에 더 적극적으로 꾸준하게 진행이 가능하다는 것이 큰 장점이다. 실제로 뇌졸중으로 인한 운동실행증 환자가 VR 낚시 게임을 통해 재활을 해서 효과를 본 사례도 있다.

한동안 닌텐도가 엄청난 붐이 일면서 닌텐도로 할 수 있는 게임 중에 하나인 '링피트'는 없어서 못 구할 정도였다. 링피트는 영상으로 게임의 스토리를 따라가면서, '링콘'이라는 기기를 통해 사용자의 움직임을 인식하고 운동의 자세나 강도를 조절해 주는 게임이다. 재활을 위해 게임을 활용하는 디지털 헬스도 쉽게 말해서 이와 비슷하다고 볼 수 있다. 디지털 치료제도 마찬가지로 스마트폰이나 스마트TV를 활용하여 재활을 위한 운동을 하면, 프로그램에서 올바른 동작을 할 수 있도록 유도하고 동시에 운동의 정확도나 빈도 등의 데이터를 치료사에게 공유해서 피드백을 받아 치료 효과를 높일 수 있다.

재활 치료를 위한 디지털 치료제도 마찬가지로 앱을 통해 메타버스에 들어가서 치료사 선생님을 만나 내 신체가 적절한 각도와 방식으로 움직이도록 도움을 받는 식의 치료 활동도 가능하다. 치료사의 지시에 맞춰서 신체를 움직이면 몸에 부착한 센서를 통해 피드백을 받을 수 있다. 이렇게 가상 현실 속에서 올바른 방법으로 몸을 움직이다 보면 자연스럽게 운동량도 늘어나게 될 것이다. 헬스장에서 혼자 운동하는 것보다 트레이너와 함께하면 더 집중하게 되는 것처럼, 개인적으로 관리해 주는 선생님이 있다면 지속적인 재활 효과가 더 높아질 수 있다.

다만 아직은 VR 글래스 등을 이용할 때 일부 어지럼증을 느끼는 사람들도 있기 때문에, 앞으로 보완해 나가야 할 만한 부분도 여전히 남아 있다. VR을 사용하는 디지털 치료제 개발에 있어서는 사용자가 불편함을 느끼지 않도록 하는 방안을 마련하는 것이 중요한 요인이 될 것이다.

관절 수술 환자를 위한 재활관리 치료 앱 '그린코튼Green Cotton'은 IoT(Internet of Things, 인터넷을 기반으로 사물을 연결해서 정보를 주고받는 기술) 스마트 트래커와 스마트폰 앱을 활용하여 수술한 관절의 회복 상태를 체크하고, 개인의 상태에 따라 환자의 재활을 돕는 디지털 헬스케어 서비스다. 무릎 수술 등 외과적인 관절 수술을 마치고 나면 치료가 끝났다고 생각할 수 있지만 오히려 수술 후 관절을 회복시키기 위한 재활 과정이 더욱 중요하다. 재활을 제대로 하지 않으면 수술을 마치고도 관절 기능이 충분히 회복되지 않는 경우가 많기 때문이다.

그래서 그린코튼 치료 앱에서는 환자가 재활을 쉽게 따라올 수 있도록 수술 부위에 센서를 부착해서 관절각의 정도를 측정하거나, 보행 속도와 걸음 수 등에 대한 데이터를 수집하여 회복 상태를 확인할 수 있도록 했다. 이러한 측정 내용을 바탕으로 재활 훈련법을 따라할 수 있도록 알려 주고, 사용자가 운동한 내용이 기록으로 남는다. 회복 데이터가 담당 의료진이나 보호자에게 실시간으로 공유되기 때문에 통증부터 재활 훈련까지 모니터링하여 보다 빠른 회복을 도울 수 있다.

또 뇌졸중 환자들의 재활을 위한 디지털 치료기기인 '리해빗Rehabit'은 미션과 동기 부여를 통해 뇌졸중 환자들이 건강한 생활 습관을 체득하여 스스로 재활을 할 수 있도록 돕는다. 환자별로 읽기, 운동, 액티비티 등 맞춤형 미션을 제공하고 환자의 재활 기록을 수집하여 분석 그래프를 보여 주며, 전문가의 솔루션이나 코칭을 제공하기도 한다.

이러한 디지털 치료제는 무엇보다 소외된 노인들에게도 손쉽고 저렴하게 재활 프로그램을 접할 수 있도록 보급할 수 있는 형태라는 것에도 큰 의미가 있다. 노인들은 신체 건강이 악화되면서 노년의 삶을 즐기지 못하고 시간을 무의미하게 흘려보내는 안타까운 경우가 많다. 의료 기술의 발전으로 평균 수명은 늘어나고 있지만 고령층 인구에 의료 혜택이 골고루 돌아가지 못하는 격차도 생겨난다. 수명이 다할 때까지 건강하고 행복한 삶을 누리고 싶은 것이 모든 사람의 바람이 아닐까? 아직 디지털 치료제가 충분히 보급되는 단계는 아니지만, 추후 거동이 불편하거나 경제적으로 병원에 자주 방문해 대면 재활 치료를 받기 어려웠던 노인들도 비대면으로 저렴하게 의료 혜택을 받기 쉬워지고, 장기적으로 보다 건강한 삶을 유지하며 노년의 삶을 끝까지 즐길 수 있게 되기를 기대한다. 그것이 디지털 기술이 줄 수 있는 유용성이자, 전반적으로 우리가 좀 더 행복하고 건강한 사회로 나아가는 길이기도 할 것이다.

3.

외출이 곧
전쟁인 아이들

ADHD 아이들이 유일하게 집중하는 게임

| 엔데버Rx, 스타루커스 |

방학이 되면 병원이나 상담 센터에 자녀의 ADHD^{주의력결핍 과다행} 동장애를 의심하며 상담을 받으러 오시는 분들이 많다. 아이들이 수업에 집중하지 못하거나 산만한 행동을 보일 때 대표적으로 의심하게 되는 것이 ADHD이기 때문일 것이다. 실제로 전 세계적으로 ADHD를 앓는 아이들이 굉장히 많은 것으로 알려져 있다.

ADHD는 신경발달장애의 일종으로, 주의 집중력이 낮고 충동성이 강하다는 대표적인 증상이 있다. 특히 과잉 행동이나 충동적인 행동이 두드러지게 나타나다 보니 수업 시간에 자리에 가만히 앉아 있지 못하고 또래 친구들을 괴롭히거나, 규칙을 지키지 않거나, 간혹 공격성을 보여서 또래와 잘 어울리지 못하는 경우도 쉽게 볼 수 있다.

더욱 큰 문제는, 이때 아동의 ADHD 기질이나 특성을 잘 이해하지 못하면 학업 능력이 낮거나 친구들과 자주 다툰다는 이유로 문제아 취급을 당하기가 쉽다는 것이다. 그래서 주변 어른들에게 자주 야단을 맞거나 부정적인 이야기를 듣다 보니, 2차적으로 자신감이 떨어지고 우울감이 높아지는 문제가 생기기도 한다. 즉 ADHD를 제때 치료하지 못하면 마음에 상처를 입고 자존감이 떨어지는 경우가 많다.

다행히 ADHD는 치료를 통해서 주의집중력을 높이고 충동적인 행동을 줄이는 등의 조절력을 길러 줄 수 있다. 특히 어릴 때부터 자기 훈련을 하면 훨씬 도움이 된다. 보통 약물 치료와 비약물적인 인지행동치료를 적용할 수 있는데, 약물 치료는 주로 중추신경자극제인 메칠페니데이트Methylphenidate 계통의 약물로 주의집중력을 호전시키는 것이다. ADHD의 치료제는 약 80% 정도의 효능을 보인다고 할 정도로 효과적이다. 그래서 예전에는 약물 치료가 행동 치료에 비해서 효과적인 것으로 보기도 했는데, 최근에는 행동 치료를 보완했을 때 훨씬 증상이 좋아지는 것으로 알려져 있다. 특히나 아동이 아직 어리거나 증상이 경미할 때에는 행동 치료를 주로 진행하는 것으로 충분한 효과를 볼 수 있다.

다만 ADHD 증상이 있어도 부모들이 그 사실을 빨리 받아들이지 않거나 병원에 가는 것을 꺼려서 실제로 치료를 받기까지 약 2년 정도의 시간이 걸린다는 통계가 있다. 약물 치료에 부담을 느끼기도 하고, 바쁜 맞벌이 부부가 주기적으로 아이를 데리고 병원에 가는 것이 현실적으로 어려울 뿐더러 병원비도 부담이 된다. 그러다 보니 적절한 치료 시기를 놓치는 경우도 많은 것이 현실이다. 게다가 ADHD 아이들은 상담 치료를 받으려고 해도, 일단 집에서 외출을 하는 것부터가 큰 난관이다. 몇 시간에 걸쳐 실랑이를 하다가 겨우 병원이나 상담 센터에 도착해도 낯선 환경에서 치료를 거부하거나 끝내 치료를 받지 못하고 돌아가는 경우도 있다.

그래서 ADHD의 행동 치료는 아이들이 거부감을 느끼지 않고 자발적으로 참여할 수 있는 환경을 만들어 주는 것이 가장 중요한데, ADHD 아동들이 유일하게 집중하는 것이 바로 게임이다. 평소 집중력이 짧은데도 게임을 하면 3시간 이상 집중을 한다. 그래서 병원에서 행동 치료가 원활하게 이루어지지 않는 아이들도 게임을 통한 디지털 치료제를 이용하는 것이 좋은 치료 방안이 될 수 있다. 병원까지 가지 않아도 집에서 쉽게 적용할 수 있다는 것도 장점이다.

대표적으로 미국의 아킬리 인터렉티브Akili Interactive가 개발한 '엔데버Rx EndeavorRx'라는 게임이 아동 ADHD를 위한 치료제로 처방되고 있다. 엔데버Rx는 일종의 레이싱 게임인데, 특정 감각을 자극해서 다양한 과제를 수행하도록 하여 자연스럽게 치료에 몰입하고 저하된 인지 기능을 치료하는 효과를 볼 수 있다. 개발사의 통계에 따르면 총 600여 명의 아동을 대상으로 4주 동안 주 5일, 하루에 25분간 치료를 진행한 결과 73%의 아동에게서 주의력이 유의미하게 향상된 결과가 나타났다고 한다. 엔데버Rx는 2020년에 FDA 승인을 받아 디지털 치료용 게임으로 상용화되었다.

또 미국의 스타트업 XR헬스는 2020년 9월에 VR 게임 기반의 ADHD 치료용 앱을 출시했다. 사용자는 VR 헤드셋을 쓰고 컨트롤러를 통해 여러 포인트 중 불이 들어오는 곳을 터치하거나 눈앞에 나타나는 물체를 차례로 제거하는 등의 행동을 취하게 된다. 이를 통해 시선 추적 등의 데이터를 수집하고, 이러한 데이터는 치료 과정에서 치료 효과를 개선하는 데에 쓰인다. 이 역시 미국 FDA 승인을 받았고 XR헬스의 키트를 구매하면 보험 적용도 받을 수 있다.

우리나라에서도 이모티브라는 스타트업에서 ADHD 치료를 위한 게임 '스타루커스'를 개발해 선보였다. 일반적인 게임과 마찬가지로 원하는 캐릭터나 아이템을 선택하고, 반복 학습과 새로운 자극을 통해 인지 능력을 강화시킨다. 게임 내에서 사용자의 데이터를 파악하여 사용자에게 맞춤화된 형태의 게임을 진행해 주기도 한다. 또한 최종적으로 인지 상태를 수치화한 보고서도 제공되기 때문에 보호자가 이를 파악하며 진행 사항을 효과적으로 관리할 수 있다.

ADHD는 원래 아동과 성인의 연령을 따로 나누지는 않는데, 최근에는 성인 ADHD에 대한 관심도 높아지고 있다. 보통 성인이 되어 ADHD가 발병했다기보다 어릴 때부터 가지고 있었던 증상을 알아채지 못하거나 원래 성격이나 기질이라 생각하면서 치료 시기를 놓친 경우가 대부분이다. 다만 어릴 때 나타나는 전형적인 증상과 달리 우울이나 불안장애 등을 동반하여 드러나는 경우가 많은데, 디지털 치료제를 주의력 문제가 있는 성인에게 적용해 보니 주의력 결핍이나 불안감 해소에도 도움이 되었다는 임상 결과가 있다.

ADHD는 증상을 제대로 진단하고 관리하면 충분히 평범한 일상을 누릴 수 있고, 무엇보다 본인이 느끼는 불편을 해결해 줄 수 있기 때문에 외면하지 않고 적절한 치료를 받는 것이 가장 중요하다. 병원에 자주 방문하기 어렵거나 경제적인 부담을 느끼는 현실적인 벽을 넘어서 쉽게 의료 혜택을 받는 게 가능해질수록, 많은 사람이 치료 시기를 놓치지 않고 어려움을 해결하며 성장해 나가는 데 도움이 될 것이다.

자폐 스펙트럼의 치료를 보조하는 첨단 기술
| 슈퍼파워 글래스, 캔버스 DX |

실화를 바탕으로 한 영화 〈말아톤〉은 5살 지능을 가진 20살 자폐 청년이 달리기라는 꿈을 찾는 과정을 그리며 많은 사람에게 큰 감동을 안겼다. 주인공의 훌륭한 연기력이 인상적이었을 뿐만 아니

라 자폐에 대해 잘 모르고 막연한 편견을 갖던 사람들의 시각을 바꿔 준 영화이기도 하다. 이 영화를 보면 자폐 스펙트럼 장애를 무척 현실적으로 표현했다. 주인공 초원은 사람들과 대화할 때 마주보지 않고 허공을 응시하거나, 말투가 상당히 빠르고, 끊임없이 몸 일부를 움직이는 행동을 보인다. 얼룩말을 좋아하는 정도가 집착이나 강박에 가까워서 얼룩말 무늬만 보면 무턱대고 따라가거나 손을 뻗는 행동을 해 의도치 않은 사고가 발생하기도 한다.

실제로도 자폐 스펙트럼은 주로 사람과 눈을 잘 맞추지 못하거나 신체적 접촉을 꺼리고, 반복되는 루틴과 행동을 반복하며, 사회적인 소통이나 사람들의 언어적·비언어적 신호를 이해하기 어려워하는 등의 증상이 나타난다. 감각이 과민하고 불안감이 높다 보니 안정감을 느끼기 위해 몸을 흔들거나 같은 동작을 반복하는 등의 신체적인 행동을 보이는 것도 자폐 스펙트럼의 특징이다. ADHD와 혼동하는 경우도 많은데 증상의 양상은 다르다. ADHD는 전반적으로 집중도가 떨어진다면 자폐 스펙트럼의 경우 〈말아톤〉의 초원이가 달리기만큼은 몰입하고 행복해했던 것처럼 제한적인 분야에서는 집중적인 흥미를 보이고 집착하는 모습이 나타나기도 한다. 또 ADHD는 반복되는 일상에 흥미를 잃는 경향이 있는 데 비해 자폐 스펙트럼은 항상 동일한 틀 안에서 생활하지 않으면 오히려 불안해하며, 특정 행동에 집착하고 변화를 싫어한다.

이러한 자폐 스펙트럼의 증상을 완화하기 위해서는 복합적인 치료가 필요하다. 기본적으로 행동 장애를 줄이고 의사소통 기술을 증진시켜 사회성을 기르는 방향으로 치료 및 훈련이 이루어진다. 미국에서는 자폐 스펙트럼 장애 환자 수가 증가하는 것에 비례해 의료진이 턱없이 부족한 탓에 3~4세 무렵 진단을 받더라도 본격적인 치료를 시작하기까지 18개월 이상 대기하는 경우가 많다. 보통 자폐 증상은 3세 이전의 아동기 초반에 나타나는데, 조기에 발견하고 개입하는 것이 매우 중요한 증상인데도 의료진 부족으로 치료가 지연되는 안타까운 일이 발생하고 있는 것이다.

그래서 이런 문제를 해결하고자 스탠퍼드대학 연구진은 의료기업 코그노아Cognoa와 협력하여 증강 현실 기술과 AI를 활용하는 자폐증 행동치료 프로그램을 개발하기도 했다. 슈퍼파워 글래스Super-power Glass라고 불리는 이 프로젝트는 2015년부터 진행되고 있는데, 자폐 스펙트럼 아동이 사람의 얼굴에서 감정을 인식하지 못하는 문제를 해결하기 위한 솔루션을 제공한다. 자폐 스펙트럼 장애 아동이 구글 글래스를 착용하면 AI가 상대의 얼굴을 감지하고 헤드업 디스플레이를 통해 상대방과 눈 맞춤을 할 수 있도록 유도한다. 그후 상대방의 표정을 분석하여 행복, 슬픔, 놀람, 분노, 두려움, 경멸, 혐오의 7가지 감정을 이모티콘을 사용하여 아동에게 알려 준다. 자폐 아동은 일주일에 몇 차례 진행되는 치료를 통해 사람의 감정을 이해하고 공감하는 방법을 배우게 된다. 이를 일주일에 서너 번, 한 번에 20분 정도 사용하면서 상대방의 감정을 읽고 소통하는 방법을 습득할 수 있다. 부모나 교사들 입장에서도 자폐 스펙트럼 아동을 어떻게 훈련시켜야 할지 혼란스러운 경우, 전문적인 지침이 담긴 프로그램의 도움을 받아 가정에서 아이를 올바른 치료 방식으로 이끌 수 있다.

마찬가지로 코그노아에서 출시한 '캔버스 Dx^{Canvas Dx}'는 자폐 스펙트럼 진단 목적의 소프트웨어로 FDA 허가를 받기도 했다. 이는 자폐 아동을 대상으로 한 보완형 디지털 치료제로서, 생후 18~72개월까지 발달 지연 위험이 있는 환자의 자폐 진단을 돕도록 만들어졌다. 치료제는 3가지 유형의 정보(보호자 질문지, 환자 비디오 분석, 임상가 질문지)를 수집하여 머신 러닝을 통해 학습된 AI 알고리즘 정보를 분석한 후 확증 결과Positive ASD, Negative ASD와 미확증 결과No Result를 산출하여 의료진의 진단을 보조하게 된다.

자폐 스펙트럼 장애의 진단은 치료에 앞서 매우 중요한 부분이다. 초등학교에 입학한 이후 학교 생활에 잘 적응하지 못해서 병원에 갔다가 ADHD 진단을 받고 약물 치료를 진행했으나 증상이 나아지지 않고 혹은 오히려 악화되어서 다시 병원에 오는 경우가 적지 않다. 엄연히 증상이 다르지만 가장 흔하게 혼동하고 오진하는 경우가 앞서 말했듯이 자폐 스펙트럼을 ADHD로 오해하는 것이다. 그런데 ADHD는 보통 약물 치료를 진행하는 데 비해 자폐 스펙트럼은 사회성을 길러줄 수 있는 치료를 받는 식으로 치료법이 아예 다르기 때문에, 정확한 진단을 내리는 것이 가장 중요한 첫 단계다.

무엇보다 자폐 스펙트럼 아이의 가정에서는 아이가 학교에서 친구들과 어울리지 못하고 사회에 속하지 못한 채 겉돌게 될 것을 가장 걱정하고 두려워하게 된다. 자폐 스펙트럼으로 의심되는 증상을 보였을 때 최대한 빠른 시기에 진단하고 적절한 치료를 병행해 나가는 것이 좋다. 부모도 아이의 증상을 정확히 알지 못할 수 있고, 또 병원에서 의사가 짧은 시간 동안 아이를 살펴보고 평소 행동 양식에 대해서 충분히 알지 못한 채 진단을 내리는 것이 때로 부정확할 수 있기 때문에 자폐 스펙트럼 진단 목적의 디지털 치료제는 적절한 시기를 놓치지 않고 접근성을 높여 주는 동시에 빠르게 치료 단계에 접어들어 효과를 볼 수 있는 유용한 수단이 될 것으로 기대된다.

자폐 스펙트럼의 명확한 원인은 아직 밝혀지지 않았다. 안타깝지만 완치가 어렵고 대신 꾸준한 치료와 훈련을 통해서 완화시키는 것을 목표로 하게 된다. 스펙트럼이라 명명할 만큼 증상의 정도나 종류도 다양하기 때문에, 증상이 경미한 아이들은 충분히 사회에 적응하여 독립적으로 살아갈 수 있다. 특히 자폐 스펙트럼이라는 진단 용어가 쓰이기 시작하면서 예전보다 포괄적인 의미를 담게 되어 자폐 스펙트럼으로 진단받는 아이들도 그만큼 많아졌지만, 5명 중에 1명은 정말 좋아질 수 있는 아이들이기 때문에 그만큼 빠르게 발견하고 대응하는 것이 더욱 중요하다.

'자폐'라는 용어는 '닫다'라는 의미의 '폐(閉)'라는 글자 때문에 자기만의 세상에 담을 쌓고 들어가 갇혀 있는 이미지를 연상시킨다. 사실 이러한 의미가 적절하지 않다고 생각하는 전문가들이 많아 실제로 용어 개정에 대한 논의도 꾸준히 이루어지고 있다. 자폐 스펙트럼은 하나의 유형이 아니라 다양한 현상이 있음에도 불구하고 용어가 주는 인상 때문에 하나의 이미지를 일반화하여 편견을 갖게 되는 경우가 많기 때문이다. 자폐 스펙트럼 장애가 있더라도 꾸준한 연습을 통해 사회에서 얼마든지 자기 역할을 하면서 독립적으로 살아갈 수 있는 아이들이 많기 때문에, 무작정 낙담하기보다는 가정과 사회에서 조금만 눈높이를 맞추고 도와준다면 더 많은 아이가 행복한 삶을 살 수 있게 될 것이다.

4.
메타버스에서
암을 치료할 수 있을까?

암 환자들의 정서적 고통에 집중하다

암 병동이나 치료 센터에 가 보면 치료 과정 자체도 길고 신체적으로도 힘들지만 그와 더불어 정신적인 불안감과 고통을 호소하는 환자들이 많다. 특히나 암이라는 병이 환자 자신뿐 아니라 가족들에게도 피해를 준다는 생각 때문에 더욱 움츠러들고 누군가에게 정신적으로 도움을 청하는 것도 주저하게 된다. 독일 레겐스부르크대학의 코리나 셀리거 베엠 교수의 논문에 따르면 전 세계의 2,200만

명이나 되는 암 환자는 일반인보다 자살 위험이 85%나 높았다고 한다. 우리나라 암 환자들 중에서도 많게는 62%까지 우울증을 호소하고 있다는 통계가 있다.

사실 2000년대 초반까지만 해도 암 환자의 심리적인 고통보다는 암 수술이나 항암 치료 등에 집중하는 추세였다면, 몇 년 전부터는 암 환자의 심각한 스트레스나 정서적 고통을 덜어주는 심리적인 멘탈 케어의 중요성도 점차 부각되고 있다. 국내에서는 아직 생소하지만 '정신종양학'이라는 새로운 분야가 대두될 정도다. 이는 암 환자의 신체적인 치료뿐 아니라 '마음의 종양'도 함께 치유해야 한다는 필요성에서 출발한 개념이다. 암은 환자의 신체뿐 아니라 정신 건강에도 영향을 미치기 때문에, 암의 심리사회적 측면을 함께 다뤄야 한다는 사실이 중요해지고 있는 것이다. 정신종양학에서 다루는 대상은 환자 당사자와 가족, 넓게는 의료진까지 포괄한다.

암 환자들이 겪는 정서적인 스트레스는 대부분 불안감이나 우울증이다. 불면증도 빈번하게 나타나고, 사람들을 만나는 것을 꺼려 대인 관계에 어려움을 호소하는 경우도 적지 않다. 그래서 이러한 심리적 요소에 대한 치료는 암 환자의 삶의 질을 높여 주는 것은 물론 생존율 향상에도 도움이 된다는 연구가 있다. 이때 보통 약물 치료와 상담 치료가 병행되는데, 최근에는 이러한 암 환자들의 멘탈 케어에 도움이 되는 디지털 치료제가 개발되고 있다는 소식도 들린다.

한 예로 국내에서 활발하게 디지털 치료제를 개발하고 있는 빅씽크BIXINK에서는 암 환자들의 불안이나 우울증을 개선하기 위해 정신 질환 치료제 개발을 추진하고 있다고 한다. 환자의 상태별, 연령별로 사용 가능한 디지털 치료제를 개발 중이고 조만간 임상에 들어갈 계획이라고 알렸다.

한편으로는 메타버스를 활용하고자 하는 움직임도 있다. 암 환자들이 길고 힘든 치료를 지속해 나가는 데 있어서 가족이나 보호자의 도움도 크지만, 치료를 겪어나가는 사람들과 함께 공감하고 서로를 위로하는 것도 큰 힘이 된다. 최근 VR 기기를 통해 메타버스에 들어가서 그 안에서 게임을 하기도 하고 옷을 갈아입거나 쇼핑을 하기도 하는 콘텐츠가 많은데, 병원에 입원해 있는 암 환자들도 가상 현실 속에서는 자유롭게 움직이고 또 얼마든지 다른 환자들과 만나 교감할 수도 있다. 함께 식이요법 교육을 받거나 운동을 하고 그림을 감상하며 대화를 나누는 시간을 보내는 것도 가능하다. 이런 만남을 통해 혼자 병원에서 외로운 싸움을 하는 것이 아니라 동료들이 있다는 느낌이 치료에 대한 의지를 더욱 북돋아줄 수 있을 것이다.

국립암센터에서는 이러한 메타버스에서 암 환자나 의료진에게 디지털 콘텐츠를 제공하고, 그 안에서 환자들을 돌볼 수 있는 메타버스 플랫폼을 개발하고 있다고 밝히기도 했다. 이는 전국적으로 활용 가능하기 때문에 지역적인 격차를 극복하고 누구나 돌봄 서비스를 받을 수 있다는 점에서도 의의가 있다.

암 환자들은 암의 발견을 사망 선고처럼 받아들여 큰 공포와 두려움을 느낀다. 하지만 요즘에는 의료 기술의 발전으로 예후가 좋고 일상생활로 돌아오는 분들도 아주 많다. 암은 여전히 국내 사망 원인 1위지만, 매년 생존율은 지속적으로 높아지고 있다. 그러나 암 치료에 앞서 정신적으로 먼저 무너지면 치료 과정은 더욱 고통스럽게 다가오게 된다. 아직은 환자 당사자들도 심리 치료를 받는 것에 대해서 편견을 가지고 있거나 부담스럽게 느끼는 경우가 많다. 앞으로는 디지털 치료제를 활용해 심리 치료에 대한 장벽을 낮추고 누구나 심리적 어려움에 대한 솔루션을 접할 수 있도록 세계적으로 많은 노력이 이어지고 있다.

암 치료의 새로운 플랫폼

| 닥터메타, 올리나, eCO |

최근 국립암센터에서는 메타버스 플랫폼인 '닥터메타Dr.Meta'를 통해 디지털 헬스의 새로운 가능성을 선보였다. 닥터메타는 가상 현실VR과 증강 현실AR, 혼합 현실MR과 같은 개념을 통칭하는 확장 현실XR을 기반으로 한 디지털 헬스 플랫폼이다. 플랫폼에서 제공되는 서비스는 다학제 컨퍼런스, 장루(대장암) 환자 케어, 환자·가족 돌봄, 그리고 전문 인력의 실습 훈련 등으로 암 환자와 가족, 의료진들이 활용할 수 있는 요소들이 담겨 있다.

다학제 컨퍼런스는 여러 의료기관에 종사하는 전문 의료진들이 아바타를 통해 메타버스 회의실에 모여서 환자의 영상 정보나 3D로 구현된 자료를 보며 진료 계획을 논의하고 회의할 수 있는 플랫폼이다. 또는 가상 환경에서 대장암 환자의 관리를 위한 교육과 실습이 이루어지는 모습을 선보이기도 했다. 가상 공간에 들어온 환자나 가족들은 감염 우려가 없는 환경에서 장루 관리나 장루 주머니를 교체하는 과정을 구체적으로 배우고 체험할 수 있다. 특히나 코로나19로 대면 진료가 어려워지고 외부 활동에 제약이 생기는 상황에서 디지털 플랫폼으로 새로운 가능성을 개척한 셈이다.

물론 이러한 디지털 치료제가 의료 분야에서 충분히 활용되기 위해서는 VR 기기 등의 특정 장비를 구비하거나, 의료진과 환자들이 가상 환경과 조작법에 익숙해져야 한다는 과제가 남아 있지만 디지털 치료제가 새로운 형식의 치료제로 인정받고 있는 만큼 단계적으로 남은 과제들도 풀어나갈 수 있을 것으로 기대된다.

세계적으로도 암 환자들을 위한 디지털 치료제가 다양하게 개발되고 있다. 핀란드 기업인 카이쿠 헬스Kaiku Health에서는 암 환자들의 검사 결과를 모니터링하고 증상을 추적하는 프로그램을 개발해 암 환자들의 생활을 개선할 수 있도록 했다. 총 25가지 종류의 암에 대한 정보와 서비스를 제공하는데, 유럽에서는 현재 40개 이상의 암 전문 클리닉이 카이쿠 헬스의 디지털 플랫폼을 통해 암 환자들을 관리하고 있다.

프랑스 기업 루신Lucine에서는 통증 완화를 위한 디지털 치료제를 개발하고 있는데, '통증 범위LUCINE DTX: PAIN SCALE'와 '통증 치료 LUCINE DTX: PAIN TREATMENT'를 통해 환자의 통증을 평가하고 가상 현실과 게임 활동으로 통증을 치료한다.

환자가 치료를 스스로 관리하고 의료진과 원격으로 소통할 수 있게 해 주는 디지털 플랫폼을 개발하는 기업인 볼룬티스에서도 암 치료와 관련된 디지털 치료제를 선보였다. '올리나Oleena'는 다양한 종류의 암에 대한 치료 관련 정보를 제공하고, 휴대폰 앱을 통해 증상의 자가 관리와 의료진의 원격 모니터링을 가능하게 해 준다. 암 환자들이 겪는 부작용에 대한 자가 관리를 지원하기도 한다. 또 'eCOe-Cediranib Olaparib'라는 앱은 난소암 환자들을 위해 개발한 것인데, 난소암 치료를 받고 있는 여성들이 고혈압이나 설사 같은 증상을 스스로 보고하고 관리할 수 있게 해 준다. 실제로 사용자들은 해당 앱을 통해 의료진들과 더 원활하게 소통을 할 수 있었고 치료에 더 적극적으로 개입된 느낌을 받았다고 전했다.

무엇보다 암 환자의 치료가 끝났더라도 이후에 가장 많이 걱정하는 것은 재발에 대한 것이다. 치료도 중요하지만 재발을 막기 위한 예후 관리도 매우 중요한데, 이를 위해서는 식이, 수면, 운동, 복약 등의 생활 습관을 건강하게 바꿔나가야 한다. 미국 암 협회American Chemical Society, ACS에서도 건강한 먹거리, 적절한 운동, 그리고 체중 관리가 암 환자의 회복과 장기 생존율을 높이는 데 도움이 된다고 공식적으로 알렸다. 흡연, 음주 등의 습관은 암 발생 위험을 높일 뿐만 아니라 암 치료 과정, 또 예후에도 안 좋은 영향을 끼친다. 다만 이와 같은 생활 습관이나 행동을 한순간에 바꾸는 것이 쉽지는 않기 때문에 생활 습관을 밀접하게 관리해 줄 수 있는 디지털 치료제가 예후 관리에서도 효과적으로 활용될 수 있을 것으로 본다.

5.
사회적 문제의 해답, 디지털 솔루션

자살률을 낮추는 새로운 치료제

디지털 치료제는 우리 사회의 고령화와 더불어 소외된 계층에 대한 의료 혜택, 의료 접근성 등 사회적 문제에 대해서도 하나의 대안이 되고 있다. 기술 혁신은 사회 혁신과 만나 변화를 일으키기도 한다. 기술 중심의 발전만 좇을 것이 아니라 사회적 문제를 해결하는 따뜻한 기술, 따뜻한 디지털을 만들어 가는 것이 디지털 치료제를 활용하는 우리의 몫일 것이다.

최근 대두되는 사회적인 문제 중 하나로, 스마트 미디어의 사용이 일상적인 목적을 넘어 중독 상태에 이른 청소년과 성인이 늘고 있다는 점이 지적되고 있다. 2020년 기준 통계청에 따르면 우리나라 국민 5명 중에 1명이 스마트폰 과의존 위험군으로 집계되었다고 한다. 과의존 위험군은 스마트폰 사용에 대한 조절력이 약해져 대인 관계나 일상생활에 문제가 생기기 시작한 단계를 말한다. 이러한 스마트 미디어 중독은 행위 중독의 일종으로, 충동조절장애나 습관성행동장애를 일으킬 수도 있어 이러한 현상은 개인이 아닌 사회적 문제로까지 인식하는 단계에 이르렀다.

특히 인터넷, 스마트폰 사용 및 게임은 술이나 담배처럼 사회적 약속으로 접근이 제한되지 않기 때문에 청소년들이 더욱 쉽게 접할 수 있다. 전전두엽이 미숙한 청소년기에는 중독 물질을 탐닉하거나 위험한 행동을 하기가 더 쉽기 때문에, 이와 관련해 학업 중단 등의 문제도 급증하며 국가적인 관심과 개입이 필요해지고 있다. 물론 정부기관별로 이에 대한 정책을 추진하기도 하지만 지속적인 치료의 어려움이나 성인을 위한 대책의 부재가 한계로 지적된다.

이러한 스마트 미디어 중독을 벗어나기 위해서는 일상생활의 원칙을 성실히 수행해 나가는 것이 가장 핵심적인 요소이면서도 가장 어려운 부분이기도 하다. 그렇다 보니 기존 치료에 더해 디지털 치료기기를 활용했을 때 일상에서 비교적 꾸준히 치료를 수행해 나갈 수 있을 것으로 기대된다. 스마트 미디어 중독에 대한 디지털 치료기기는 인지행동치료를 기반으로 한 자가 조절 프로그램을 기본으로 한다. 텍스트, 비디오, 애니메이션, 그래픽 등 다양한 콘텐츠를 통해 자신이 스마트 미디어에 과의존하는 상황과 요인을 파악하고, 그러한 충동에 대한 대처법이나 사고방식의 변화 등을 훈련하며 자신의 상태나 약물의 사용에 대해서도 기록할 수 있다.

그 외에도 우리 사회에서 다뤄야 할 또 하나의 심각한 사회적 문제는 높은 자살률이다. 통계청과 국가응급진료정보망의 자료에 따르면 2018년 자해와 자살 시도로 응급실을 방문한 사람은 33,451명이고 자살로 인한 사망자는 13,670명으로 나타났다고 한다. 자살 동기는 정신장애 증상이나 대인 관계 문제가 가장 높았다.

자살을 시도한 사람들은 그 이후에도 다시 자살을 시도할 가능성이 높기 때문에, 이를 예방하기 위해서는 자살 시도자들에 대한 사후 관리에 중요한 의미가 있다. 실제로 적절한 상담이나 치료, 복지 서비스 등의 지원으로 사후 관리를 받은 자살 시도자의 경우 자살 위험이 낮아졌으며 알콜 중독이나 식사 및 수면 문제, 우울감 감소 등 다양한 항목에서도 큰 호전을 보였다.

하지만 자살 시도자가 사후 관리 서비스에 동의하지 않으면 서비스 자체가 이루어지지 않는다는 점이나, 동의를 하더라도 이후의 서비스 수행과 지역 서비스 연계 단계로 갈수록 참여도가 점차 떨어진다는 한계점도 나타났다.

이와 같은 자살 시도자의 사후 관리 사각지대에는 디지털 치료제가 대안이 될 수 있다. 병원에서 퇴원하고 난 뒤에도 의사로부터 디

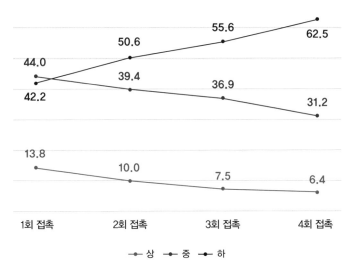

사후 관리 서비스 횟수에 따른 자살 위험도 변화
출처 : 보건복지부&중앙자살예방센터, 2020

■ 대상자 수 —○— 탈락률

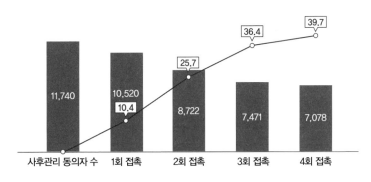

사후 관리 동의자 수 및 사후 관리 서비스 중도 탈락률
출처 : 보건복지부&중앙자살예방센터, 2020

지털 치료기기가 처방되면 이것을 통해 꾸준하고 밀접한 치료 및 사후 관리가 가능하기 때문이다. 이를 통해 인지행동치료나 자살 충동을 감소시키기 위한 심리적인 교육뿐 아니라 스마트워치를 사용해 움직임, 심박수 등을 측정하여 음주, 다툼 등 자살 위험 상황을 원격 모니터링하는 것도 가능해질 것이다.

이처럼 사회 문제를 근원적으로 해결하기 위해 기술의 역할이 중요해지고 있고, 또 많은 사람이 기술을 밀접하게 접하고 활용하는 시대인 만큼 좋은 기술이 나왔을 때 접근성이나 효용성도 충분히 기대할 만할 것으로 보인다.

디지털 치료제, 앞으로 괜찮을까?

2020년 맥킨지가 선정한 '미래 헬스케어 10대 혁신'에는 전자약과 디지털 치료제가 나란히 선정되었다. 디지털 치료제는 아직 시작 단계에 있고, 특히나 우리나라에서는 아직 디지털 치료제로 정식 허가를 받은 사례가 없지만 새로운 약제로써 많은 가능성이 기대되고 있는 분야다.

2020년 9월 기준으로 국내에서 인공지능이 적용된 의료기기 중 식약처 인허가를 받은 것은 총 53개다. 여러 기업에서 이미 헬스 분야에 디지털 기술을 접목하려는 시도가 이어지고 있고, 다양한 분야의 디지털 치료제를 개발하며 임상도 진행되고 있다. 승인의 막바지인 확정 임상 단계에 접어든 사례도 늘어나며 내년쯤에는 본격적인 공급이 이루어지지 않을까 싶다.

현재 디지털 치료제는 식약처에서 의료기기 품목으로 분류하고 있다. 정식으로 디지털 치료기기 대상 여부를 판단하기 위해서는 여러 단계를 거치게 된다. 일단 소프트웨어로써 PC, 모바일, HMD(Head Mounted Display, 머리에 착용하는 디스플레이) 등의 범용 하드웨어에 설치되어 사용할 수 있어야 한다. 또한 국제질병분류나 한국표준질병사인분류에 따른 질병을 예방·관리·치료하기 위한 목적으로 적용되는지의 여부를 판단한다. 마지막으로 당연히 치료에 적용하기 전에 과학적(임상적) 근거가 있어야 한다.

하지만 이렇게 디지털 치료제로 인정을 받더라도 상용화되기까지는 아직 풀어나가야 할 과제들이 남아 있다. 보험 등재 후 수가를 받아야 하는 등의 정책적인 수립이 필요하기 때문이다. 이를 위해서는 신약으로써 기존 치료제와 비교했을 때 안전성과 유효성을 입증받아야 하고, 규제를 통과하여 제조 허가를 받고 건강보험 급여 목록에도 등재되어야 하며, 비용 대비 효용을 설득할 수 있어야 한다.

또한 이후에도 실제로 의사의 처방으로 이어져야 한다는 중요한 문제가 있다. 실용화되기 위해서는 기존 약 대비 강점에 대한 충분한 사회적 합의가 이루어져야 할 것이고, 디지털 치료제를 처방받은 환자가 느끼는 부분도 중요하다. 디지털 치료제는 의사의 손이 미치지 못하는 곳에서 생활 습관을 개선하거나 복약 관리를 해 주는 등 일상 가까이에서 사용할 수 있지만 이를 처방받아도 정작 사용하지 않으면 의미가 없다. 따라서 지속적으로 쉽게 사용할 수 있도록 편의성 높게 설계되어야 하고, 환자들이 이를 충분히 이해하고 활용할 수 있어야 한다. 다만 코로나19 이후 비대면 진료를 경험하고 디지털 헬스에 대한 인식도 조금씩 달라지고 있으니 긍정적인 효과를 누리는 사람들이 많아진다면 3세대 치료제로써 더 익숙하게 자리매김할 수 있지 않을까 싶다. 이미 IT 강국인 우리나라에서 디지털 치료제의 기술이나 기반은 모두 갖춰져 있기 때문에, 제도적 지원을 통해 세계적으로도 디지털 치료제 영역을 선점할 수 있지 않을까 기대해 본다.

영화 〈매트릭스〉를 보면 모든 인간이 인공지능 컴퓨터가 보여 주는 가상 현실을 실제로 믿고 살아가는 모습이 나온다. 주인공은 이 사실을 알게 되고 인류를 구원하기 위해 인공지능 컴퓨터와 맞서 싸운다. 기술의 발달은 인간이 로봇에게 지배받는 세상이 오는 것이 아닐까 하는 막연한 두려움과 불안감을 낳기도 한다. 하지만 우리 인간은 더 많은 사람을 위해, 또 약자들과 소외된 이들을 위해, 도움이 필요한 모든 사람을 위해 기술을 쓸 수 있는 따뜻한 마음과 능력과 가능성을 품고 있다. 디지털 헬스케어는 기술 그 자체보다는 그것이 우리의 삶에 쓰이고 또 사회 구석구석을 조금 더 건강하고 따뜻하게 바꿔 놓는 기술로써 진정한 의미를 가질 것이다.

나는 오랫동안 의료 현장에서 미술치료라는 분야로 연구하고 진료하며 교육해 왔다. 그러면서 정신 건강이 신체적인 건강에 얼마나 큰 영향을 미치는지 느끼고, 또한 미술치료가 이에 큰 도움을 줄 수 있다는 확신을 가지게 되었다. 다만 아직은 정신적인 치료에 대한 접근성이 높지 않고 또 여러 가지 현실적인 이유로 치료 혜택을 보지 못하는 사람들이 많다는 점이 항상 마음에 걸렸다. 의학적 근거를 가진 치료법들이 많은 이에게 폭넓게 사용될 수 있다면 개인적인 삶의 질을 높이는 것은 물론 전반적으로 한층 건강한 사회가 될 수 있지 않을까? 그래서 심리와 컬러를 이용한 발달 장애인, ADHD 아동의 사회성 향상 앱이나 디지털 형식의 게임 등을 만들기 시작했고, 예상보다 더 좋은 결과들을 얻게 되었다.

한국 사회는 아직도 마음의 병을 숨겨야 한다는 생각이 강한 듯하다. 심리적인 고통이나 증상을 겪는 사람들을 차별화하는 분위기가 있고, 그러다 보니 정신 질환을 겪는다는 사실이 일종의 '낙인'이 되어버리는 경우가 생기기 때문이다. 무엇보다 정신 건강을 진단할 수 있는 기회 자체가 부족하다 보니, 적절한 시기에 치료를 받지 못하고 병을 키우게 되는 경우도 너무나 많다. 최근에는 장기간 이어지는 코로나19로 인해 불안과 우울감을 호소하는 국민들이 많아졌다. 낯선 감정에 대해 전문가의 도움을 받고 싶은 마음이 들더라도 직접 병원에 찾아가기가 부담스럽거나, 언제쯤 병원에 가야 하는지 고민되는 마음에 적절한 치료를 받지 못하는 경우가 대부분일 것이다.

그래서 더더욱 디지털 헬스케어가 조금 더 우리의 삶에 밀접하게 스며들면 좋겠다는 생각이 커지게 되었다. 인지행동치료를 기반으로 하는 디지털 치료제는 지역과 상관없이 더 많은 사람에게 저렴한 비용으로 안전한 서비스를 제공할 수 있는 방법이다. 많은 현장에서 아픈 이들을 치료해 온 치료 교사로서 의료, 예술, 심리를 바탕으로 하는 디지털 치료제를 통해 더 많은 사람이 위로받고 치유받을 수 있기를 간절히 바란다. 더불어 그러한 디지털 치료제를 이해하고 적용하는 과정에 이 책이 도움이 되기를 바라는 마음이다.

통계청(2019), 2018년 사망원인통계

한국지능정보사회진흥원(2021), 2021년 디지털 정보격차 실태조사

보건복지부(2021), 코로나19 국민 정신 건강 실태조사

Doshi, A., Boudreaux, E. D., Wang, N., Pelletier, A. J., &Camargo Jr, C. A. (2005). National study of US emergency department visits for attempted suicide and self-inflicted injury, 1997–2001.Annals of emergency medicine, 46(4), 369–375.

Ting, S. A., Sullivan, A. F., Boudreaux, E. D., Miller, I., & Camargo Jr, C. A. (2012). Trends in US emergency department visits for attempted suicide and self-inflicted injury, 1993 – 2008. General hospital psychiatry, 34(5), 557–565.

Hawton K, Sinclair J. The challenge of evaluating the effectiveness of treatments for deliberate self-harm. Psychol Med. 2003;33(6):955–8.

Bolton JM, Spiwak R, Sareen J. Predicting suicide attempts with the SAD PERSONS scale: a longitudinal analysis. J Clin Psychiatry. 2012;73(6):735–41.

디지털 치료제
따뜻한 첨단 치료제가 온다

초판 1쇄 발행 2022년 9월 7일

지은이·김선현
펴낸이·박영미
펴낸곳·포르체

편   집·이태은, 임혜원
마케팅·이광연, 김태희

출판신고·2020년 7월 20일 제2020–000103호
전화·02–6083–0128 │ 팩스·02–6008–0126 │ 이메일·porchetogo@gmail.com
포스트·https://m.post.naver.com/porche_book
인스타그램·www.instagram.com/porche_book

여러분의 소중한 원고를 보내주세요.
porchetogo@gmail.com